Desmond Omane Acheampong

Anticorpo biespecífico (bsAb): Um agente imunoterapêutico promissor

Desmond Omane Acheampong

Anticorpo biespecífico (bsAb): Um agente imunoterapêutico promissor

Índice

Dedicação

Este livro é dedicado aos meus filhos Kwadwo Yeboah Omane-Acheampong e Akua Fowaah Omane-Acheampong, e à minha mulher, Stella Omane Acheampong.

Reconhecimento

Estou eternamente grato a Deus pelas Suas misericórdias, favor e amor. Devo-lhe a minha própria existência. Gostaria de reconhecer com gratidão a ajuda que recebi do meu amigo Ernest Amponsah Asiamah da Universidade de Cape Coast, no Gana. Ele desempenhou um papel crucial neste projeto ao rever este livro e deu-me o incentivo necessário ao longo de todo o projeto. Os meus agradecimentos especiais vão também para a minha família pelo seu amor e apoio ao longo deste projeto. Os meus mentores, Prof. Wang Min e Prof. Zhang Juan, da Universidade Farmacêutica da China, Nanjing, China, merecem uma menção especial pelo seu apoio e encorajamento ao longo da minha carreira. Agradeço o apoio da Faculdade, Departamento de Ciências Biomédicas, Escola de Ciências da Saúde Aliadas, Universidade de Cape Coast, Gana. E, finalmente, agradeço à minha editora Lucia Jardan pelo bom trabalho efectuado.

Resumo

A imunoterapia, como opção terapêutica para o tratamento do cancro, contribuiu imensamente para o sucesso obtido até agora na luta contra o cancro. No entanto, a utilização da imunoterapia não é uma prática comum na maioria das unidades de saúde que tratam de casos de cancro, o que pode ser atribuído ao facto de estes agentes imunoterapêuticos serem geralmente caros em comparação com as opções alternativas. Por conseguinte, este livro discute os possíveis formatos utilizados no desenvolvimento de agentes imunoterapêuticos. A introdução e os três primeiros capítulos apresentam ao leitor o conceito geral de cancro e as várias formas de cancro. As opções terapêuticas comuns e os respectivos agentes terapêuticos são também abordados nestes capítulos. Isto é necessário para dotar os principiantes de conhecimentos básicos sobre o cancro e levá-los a um nível de compreensão apreciável no que diz respeito ao conceito de imunoterapia. O capítulo quatro explica os vários formatos de desenvolvimento de agentes imunoterapêuticos, bem como as aplicações desses agentes. A escrita de um livro deste tipo irá dissipar a perceção de que o desenvolvimento de agentes imunoterapêuticos é uma tarefa hercúlea, se não impossível, e também despertar o interesse e redirecionar o foco dos investigadores do cancro para a imunoterapia. Um destes formatos de desenvolvimento de agentes imunoterapêuticos contra o cancro (anticorpo de fusão biespecífico/proteína) é discutido em pormenor no capítulo final. Isto dará a outros cientistas a oportunidade de o replicar nos seus laboratórios. E, obviamente, ajudará a dar visibilidade a esta opção terapêutica.

Introdução

A imunoterapia com anticorpos monoclonais (mAh) tornou-se indiscutivelmente o pilar dos medicamentos nos últimos tempos, com uma potência comprovada e um bom perfil de segurança. Este facto teve um impacto positivo nos resultados da gestão da doença e beneficiou milhões de doentes que, por uma razão ou por outra, recorreram a esta intervenção no tratamento de doenças graves como o cancro [1-3]. Por conseguinte, nos últimos tempos, tem gerado um interesse significativo no domínio da imunoterapia entre os cientistas e os médicos. Trata-se de um desenvolvimento saudável, tendo em conta os imensos benefícios que a imunoterapia traz para a mesa. [4] . Não obstante, os resultados dos ensaios clínicos apontam para o facto de existirem limitações funcionais a estes agentes, que emanam da sua composição estrutural [5] . Existe, portanto, a necessidade de reestruturar estes agentes, especialmente os mAbs, *através de* um processo designado por engenharia de anticorpos, a fim de melhorar a sua eficiência e obter todos os benefícios que esta opção terapêutica apresenta. O progresso oportuno e imperativo na engenharia de anticorpos levou à geração de muitos derivados de anticorpos diferentes que diferem em forma e tamanho [6]. Estes incluem anticorpos de fusão com propriedades biespecíficas. Os anticorpos biespecíficos são moléculas recombinantes, capazes de se ligarem simultaneamente a dois alvos ou antigénios diferentes [7-9]. Podem também ser aplicados para redirecionar células efectoras, como as Natural Killers e as células T, para células-alvo, como as células tumorais [10, 11]. Estes agentes imunoterapêuticos, ao contrário dos agentes quimioterapêuticos, são específicos na sua atividade e, por conseguinte, apresentam uma toxicidade relativamente ligeira [12]. Assim, os agentes imunoterapêuticos ligam-se em grande medida especificamente às células-alvo ou doentes, mas não às células normais. Este facto reduz as actividades fora do alvo dos agentes imunoterapêuticos e, por conseguinte, a toxicidade, ao contrário dos agentes quimioterapêuticos ou radioterapêuticos, que normalmente afectam outras células normais, aumentando o seu perfil de toxicidade [13]. Por estas razões, a imunoterapia é, sem dúvida, a opção de tratamento adequada para doenças como o cancro. O cancro, enquanto problema de saúde, tornou-se um problema de saúde pública que exige uma solução imediata e drástica. Este facto levou a que os investigadores se interessassem muito pelo cancro e pela investigação sobre o cancro. Estas práticas de investigação extensivas e intensivas trouxeram à luz do dia um conhecimento e uma compreensão credíveis do cancro e da biologia do cancro. É evidente que a maioria dos cancros depende de múltiplas vias para a sua sobrevivência e proliferação, bem como da interação entre cascatas de sinalização [14, 15]. Por conseguinte, a melhor forma possível de travar esses cancros é visar simultaneamente as vias de sinalização, para poder inibir totalmente a proliferação e o crescimento desses cancros [16, 17]. Visar um único alvo não representa a estratégia mais eficiente para a destruição ou inibição desses cancros. A utilização de mAbs na terapia do cancro não produziu os resultados esperados devido a algumas destas limitações funcionais. Por conseguinte, a construção e produção de anticorpos biespecíficos recombinantes (bsAbs) para esse efeito parece ser o caminho a seguir para uma terapia eficaz do cancro. Um número apreciável destes agentes encontra-se em diferentes fases de ensaios clínicos, mostrando resultados promissores. Além disso, alguns já se encontram na clínica, colmatando as lacunas dos mAbs [18-20]. Uma vez que a utilização de bsAbs é uma estratégia terapêutica relativamente nova no domínio do cancro, é necessário dedicar-lhe muito tempo e recursos, a fim de evidenciar os desafios associados e apresentar soluções práticas para esses desafios. A melhor saída é envolver os organismos de cooperação e as empresas farmacêuticas para que apoiem financeiramente este louvável projeto de tornar os bsAbs acessíveis e económicos a todos os tipos de pessoas. Atualmente, a utilização de ABs na terapia do cancro está limitada ao mundo ocidental e a algumas partes da Ásia. Infelizmente, a África ainda não beneficiou plenamente desta estratégia terapêutica eficaz contra o cancro, devido a dificuldades de financiamento, embora o cancro tenha assumido um estatuto de saúde pública em África. Este livro aborda as possíveis estratégias de desenvolvimento, as utilizações e os possíveis desafios, incluindo a acessibilidade e o custo desta promissora estratégia terapêutica contra o cancro.

Referência

1.	Dollery CT: **Perdido na tradução (LiT): IUPHAR Review 6**. *British journal of pharmacology* 2014,**171**(9):2269-2290.

2.	Harrop R, John J, Carroll MW: **Vectores virais recombinantes: vacinas contra o cancro**. *Advanced drug delivery reviews* 2006, **58**(8):931-947.

3.	O Acheampong D, K Adokoh C, Ampomah P, S Agyirifor D, Dadzie I, A Ackah

F, A Asiamah E: **Bispecific Antibodies (bsAbs): Agentes imunoterapêuticos promissores para a terapia do cancro**. *Cartas de proteínas e péptidos* 2017, **24**(5):456-465.

4. Scott AM, Wolchok JD, Old LJ: **Terapia do cancro com anticorpos**. *Nature reviews cancer* 2012,**12**(4):278-287.

5. Chames P, Van Regenmortel M, Weiss E, Baty D: **Therapeutic antibodies: successes, limitations and hopes for the future**. *British journal ofpharmacology* 2009,**157**(2):220-233.

6. Tustian AD: **An engineering study of key interactions within the process for antibody fragment production**: Universidade de Londres, University College London (Reino Unido); 2007.

7. Kontermann RE, Brinkmann U : **Anticorpos biespecíficos**. *Drug discovery today* 2015, **20**(7):838-847.

8. Kontermann R: **Estratégias de duplo alvo com anticorpos biespecíficos**. In: *MAbs: 2012*. Taylor & Francis: 182-197.

9. Kufer P, Lutterbhse R, Baeuerle PA: **A revival of bispecific antibodies**. *Tendências em biotecnologia* 2004, **22**(5):238-244.

10. Moore PA, Zhang W, Rainey GJ, Burke S, Li H, Huang L, Gorlatov S, Veri MC, Aggarwal S, Yang Y: **Aplicação de moléculas de redireccionamento de dupla afinidade para conseguir uma morte optimizada de células T redireccionadas de linfoma de células B**. *Blood* 2011, **117**(17):4542-4551.

11. Ljunggren H-G, Malmberg K-J: **Perspectivas para a utilização de células NK na imunoterapia do cancro humano**. *Nature reviews Immunology* 2007, **7**(5):329.

12. Kirkwood JM, Butterfield LH, Tarhini AA, Zarour H, Kalinski P, Ferrone S: **Imunoterapia do cancro em 2012**. *CA: a cancer journal for clinicians* 2012, **62**(5):309-335.

13. Bracci L, Schiavoni G, Sistigu A, Belardelli F: **Mecanismos imunitários de quimioterapia citotóxica: implicações para a conceção de novos tratamentos combinados e racionais contra o cancro**. *Morte celular e diferenciação* 2014, **21**(1):15.

14. Elinav E, Nowarski R, Thaiss CA, Hu B, Jin C, Flavell RA: **Cancro induzido por inflamação: interação entre tumores, células imunitárias e microrganismos.** *Nature reviews Cancer* 2013,**13**(11):759.

15. Guo X, Wang X-F: **Sinalização de conversa cruzada entre TGF-β/BMP e outras vias.** *Pesquisa celular* 2009,**19**(1):71.

16. Chen Z, Xie W, Acheampong DO, Xu M, He H, Yang M, Li C, Luo C, Wang M, Zhang J: **Um anticorpo biespecífico semelhante a IgG humano que tem como alvo o recetor do fator de crescimento epidérmico e o recetor 2 do fator de crescimento endotelial vascular para uma maior atividade antitumoral.** *Cancer biology & therapy* 2016,**17**(2):139-150.

17. Xu M, Jin H, Chen Z, Xie W, Wang Y, Wang Y, Wang M, Zhang J, Acheampong DO: **Um novo diacorpo biespecífico que visa tanto o recetor 2 do fator de crescimento endotelial vascular como o recetor do fator de crescimento epidérmico para uma maior atividade antitumoral.** *Biotechnology Progress* 2016, **32**(2):294-302.

18. Chan JK, Hamilton CA, Cheung MK, Karimi M, Baker J, Gall JM, Schulz S, Thorne SH, Teng NN, Contag CH: **Aumento da mortalidade do cancro primário do ovário através do redireccionamento de células assassinas induzidas por citocinas autólogas com anticorpos biespecíficos: estudo pré-clínico.** *Clinical Cancer Research* 2006,**12**(6):1859-1867.

19. Müller D, Kontermann RE: **Anticorpos biespecíficos recombinantes para a imunoterapia celular do cancro.** *Parecer atual em terapêutica molecular* 2007, **9**(4):319-326.

20. Beck A, Wurch T, Bailly C, Corvaia N: **Estratégias e desafios para a próxima geração de anticorpos terapêuticos.** *Nature Reviews Immunology* 2010, **10**(5):345.

Capítulo 1

1.0 O cancro em perspetiva

O cancro é o resultado de uma série de acontecimentos moleculares que alteram basicamente as propriedades normais das células. Os sistemas de controlo normais que impedem o crescimento excessivo das células foram desactivados nas células cancerosas [1,2]. Assim, estas células alteradas dividem-se e crescem na presença de sinais que inibem o crescimento excessivo das células e já não necessitam de sinais específicos para induzir ou iniciar o crescimento e a divisão celular. Isto implica que as células cancerígenas já foram células normais até que as propriedades fundamentais da célula normal foram alteradas. Por outras palavras, o cancro desenvolve-se a partir das alterações que fazem com que as células normais adquiram propriedades funcionais anormais [3]. As células cancerosas dividem-se para formar uma massa chamada tumor. A massa que se desenvolve primeiro, na sua localização original, é preferencialmente chamada de tumor primário. As anomalias nas células tumorais resultam de mutações nos genes que codificam as proteínas que regulam o ciclo celular [4]. Isto é possível porque os genes que codificam as proteínas responsáveis pela reparação dos danos no ADN estão normalmente mutados e, por isso, não funcionam normalmente. Isto leva a um aumento da mutação na célula afetada, causando mais anomalias nesta célula e nas células filhas. Curiosamente, algumas destas células mutantes morrem ou são eliminadas pelo sistema imunitário. No entanto, certas anomalias podem conferir à célula anormal uma vantagem selectiva e, por isso, são capazes de continuar a multiplicar-se mais rapidamente do que o padrão habitual observado nas células normais e de forma descontrolada [5]. As células que apresentam este comportamento são consideradas anormais e, por isso, são células cancerosas. A célula é a expressão externa da sua constituição genética. Por conseguinte, se estes genes sofrerem uma mutação, a expressão resultante destes genes é a célula anormal, um desvio do comportamento normal da célula e, dependendo da extensão da anormalidade, esta célula pode ser cancerosa. Um número relativamente pequeno de genes do genoma humano está associado ao cancro. As mutações nestes genes resultam em diferentes formas de cancro. Estas células anómalas podem permanecer na sua localização original e, por isso, são consideradas **tumores benignos** (Fig. 1) [6]. A maioria dos tumores primários que surgem nos seres humanos são benignos e geralmente inofensivos para os seus hospedeiros, exceto nos raros casos em que a expansão destas massas localizadas faz com que pressionem órgãos ou tecidos vitais [7]. No entanto, alguns tumores benignos podem causar problemas clínicos ao libertarem níveis perigosamente elevados de hormonas que criam desequilíbrios fisiológicos no organismo [8]. Numa situação em que estas células anormais se tornam invasivas, são consideradas **tumores malignos** (Fig. 1) [9] . Os tumores malignos são capazes de migrar para locais distantes no corpo para iniciar um novo tumor [10].

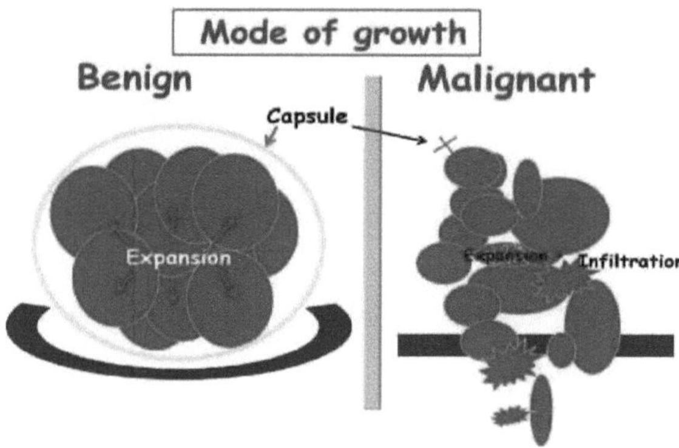

Figura 1. Representação das duas formas de tumor, tumores benignos e malignos.

Existem três grupos importantes de genes associados à formação de tumores. São eles os proto-oncogenes, os supressores de tumor e os genes de reparação do ácido desoxirribonucleico (ADN) [1113]. Os proto-oncogenes codificam proteínas que promovem a divisão celular ou inibem a morte celular normal [14]. A forma mutante dos proto-oncogenes é designada por oncogenes [11]. Os supressores de tumores, por outro lado, codificam proteínas que impedem a divisão celular ou promovem a morte celular [12]. Assim, os proto-oncogenes e os supressores tumorais regulam a atividade uns dos outros e complementam-se para produzir uma atividade celular normal [14]. A mutação em qualquer um destes dois genes pode distorcer o equilíbrio funcional entre os genes que são necessários para estabelecer o estado normal da célula e pode, portanto, levar ao cancro. Os genes de reparação do ADN estão envolvidos na reparação do ADN e na manutenção da estrutura e integridade dos cromossomas [13].

Factores como a luz UV, a radiação ionizada e certos produtos químicos podem causar alterações na estrutura do ADN e, consequentemente, mutações [15,16]. Além disso, erros na replicação do ADN podem resultar em mutações [17]. Os genes de reparação do ADN corrigem, portanto, estes danos no ADN, minimizando a ocorrência de mutações na célula. É também provável que ocorram mutações nos genes de reparação, o que pode prejudicar a sua atividade. A capacidade de estes genes executarem a sua função principal fica comprometida, permitindo a acumulação de mais mutações na célula. Isto pode eventualmente resultar na formação de tumores.

Os tumores surgem de tipos de células especializadas em todo o corpo humano. Assim, as células anómalas podem desenvolver-se em qualquer parte do corpo humano [18]. No entanto, a maioria destes tumores desenvolve-se a partir de tecidos epiteliais, que são lâminas de células que revestem as paredes de cavidades e estruturas tubulares, e que também servem de revestimento exterior para os órgãos internos e o corpo em geral [19]. Por baixo dos tecidos epiteliais encontra-se a membrana basal que separa as células epiteliais do estroma. A membrana basal é um arranjo especializado em forma de folha de matriz extracelular (ECM) montada a partir de péptidos e/ou polipéptidos presentes principalmente nas membranas celulares das células epiteliais e nos secretados pelos fibroblastos, a célula residente do tecido conjuntivo [20]. A membrana basal actua como uma interface entre os tecidos de suporte e as células parenquimatosas (células epiteliais, miócitos e neurónios). O termo lâminas externas é preferencialmente utilizado para as membranas basais dos miócitos e neurónios. Os principais constituintes das membranas basais e das lâminas externas são o glicosaminoglicano sulfatado *sulfato de heparano*, a proteína fibrosa *colagénio tipo IV* e as *g\icoproteínas* estruturais *fibronectina*, *laminina* e *entactina*. A membrana basal fornece suporte metabólico às células epiteliais, liga o epitélio ao tecido de suporte subjacente e está também envolvida no controlo do crescimento e diferenciação epiteliais, formando assim uma barreira ao crescimento epitelial descendente. Um equilíbrio biologicamente controlado entre as células e o meio envolvente (ou seja, reciprocidade dinâmica) é muito importante na regulação da arquitetura da MEC. Durante a formação e progressão do tumor, as células epiteliais sofrem alterações genéticas que, juntamente com as alterações do estroma e a remodelação da MEC, distorcem a dinâmica homeostática do epitélio. Uma organização paralela das fibrilhas da MEC do estroma está associada a respostas tumorigénicas [21]. Em conjunto, a MEC desempenha, portanto, um papel crucial no desenvolvimento e na disseminação das células cancerígenas.

Os tecidos endoteliais que formam os revestimentos internos dos capilares e vasos maiores também estão separados dos tecidos musculares lisos especializados da camada externa por outro tipo de membrana basal [22]. Esta membrana basal desempenha um papel de suporte estrutural dos tecidos epiteliais ou endoteliais [23]. Mais importante ainda, as moléculas biologicamente activas responsáveis pela sinalização molecular estão localizadas nesta membrana basal (lâmina basal) [24]. Como tal, a lâmina basal desempenha um papel fundamental nas metástases tumorais. Os tumores do tecido epitelial ou endotelial são designados **carcinomas** e são responsáveis por mais de 80% das mortes relacionadas com o cancro [25]. Os carcinomas podem surgir das camadas epiteliais da boca, esófago, estômago, intestinos delgado e grosso, pele, glândula mamária, pâncreas, pulmão, fígado, ovário, útero, próstata, vesícula biliar e bexiga urinária [26]. Os carcinomas podem ser divididos em dois grupos principais, com base no tipo de tecido epitelial a partir do qual o tumor se desenvolve [27]. Assim, os tumores que se desenvolvem a partir de células epiteliais que formam camadas de tecido protectoras, como o epitélio escamoso estratificado, são denominados **carcinomas de células escamosas** [25]. Os tumores que se desenvolvem a partir do urotélio (epitélio de transição) são designados **carcinomas de células de transição (CCT)** ou **carcinoma de células uroteliais (CCU)**. Esta classe de tecido epitelial é denominada epitélio glandular. O epitélio glandular está presente nos pulmões, especificamente em partes da árvore traqueobrônquica, e no estômago, onde as células secretoras (células caliciformes, mucosas do colo e mucosas superficiais) dos epitélios glandulares produzem camadas de muco que protegem os pulmões das partículas transportadas pelo ar e o estômago dos efeitos corrosivos de concentrações elevadas de ácido. Os tumores que se desenvolvem a partir destas células epiteliais secretoras são designados **adenocarcinomas** [28]. Os epitélios do pulmão, útero e colo do útero têm a capacidade de desenvolver adenocarcinomas puros ou carcinomas de células escamosas puros, no entanto, estes órgãos podem igualmente desenvolver ambos os tipos de carcinoma ao mesmo tempo [29]. Os restantes tipos de tumores são conhecidos por se desenvolverem a partir de tecidos epiteliais. **Os sarcomas** são a primeira grande categoria de cancros não epiteliais e derivam especificamente dos vários tecidos conjuntivos que têm origem na mesoderme embrionária [30]. Os sarcomas derivam de diferentes tipos de células mesenquimatosas, como os fibroblastos, que segregam colagénio, que constitui o principal componente estrutural da matriz extracelular dos tendões e da pele, os adipócitos, que armazenam gordura no seu citoplasma, os osteoblastos, que reúnem cristais de fosfato de cálcio nas matrizes de fibras de colagénio que segregam para formar osso, e os miócitos, que formam o músculo [31]. Alguns tipos comuns de sarcomas são o osteossarcoma, o lipossarcoma, o leiomiossarcoma, o rabdomiossarcoma, o histiocitoma fibroso maligno, o fibrossarcoma, o angiossarcoma e o condrossarcoma (Fig. 2) derivados de osteoblastos, adipócitos, células musculares lisas, células musculares estriadas, células musculares adipocitárias, fibroblastos, células endoteliais e condrócitos, respetivamente [32]. Os sarcomas representam cerca de 1% dos casos de tumores registados na clínica [33].

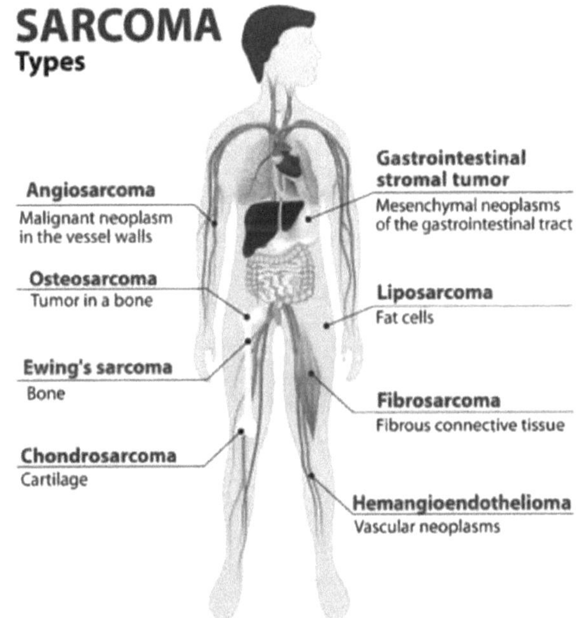

Figura 2 Tipos de Sarcoma [33]

A segunda classe de tumores não epiteliais desenvolve-se a partir dos diferentes tipos de células que constituem os tecidos que formam o sangue, denominados **hematopoiéticos** (Fig. 3) [34]. Estas células, que incluem as células do sistema imunitário, também se desenvolvem a partir da mesoderme embrionária [34]. Os cancros destas várias células (células hematopoiéticas) são coletivamente designados por **tumores malignos hematopoiéticos** [35]. Os tumores malignos derivados destas linhagens de células hematopoiéticas são capazes de se mover livremente através da circulação. Exemplos destes tumores malignos (tumores malignos hematopoiéticos) incluem a leucemia linfocítica aguda (LLA), a leucemia mieloide aguda (LMA), a leucemia linfocítica crónica (LLC), a leucemia mieloide crónica (LMC), o mieloma múltiplo (MM), o linfoma não-Hodgkin (LNH) e o linfoma de Hodgkin (LNH) [36].

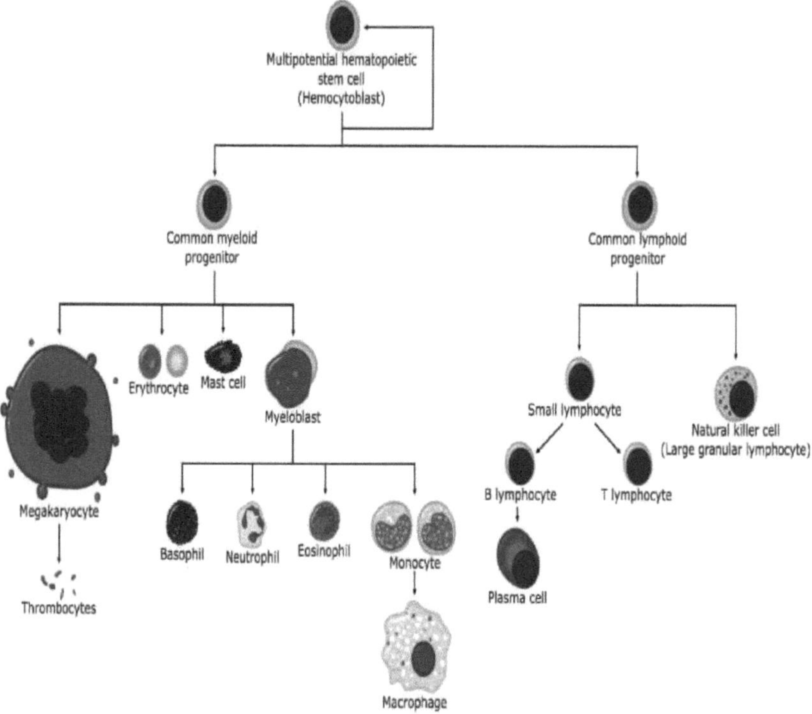

Figura 3. A origem de várias células hematopoiéticas que se desenvolvem em tumores hematopoiéticos malignos [34]

Os linfomas, por outro lado, incluem tumores das linhagens linfóides, ou seja, linfócitos B e T que se agregam para formar massas sólidas de tumor, e são normalmente encontrados nos gânglios linfáticos [37]. A última grande classe de tumores não epiteliais é denominada **tumores neuroectodérmicos**, e são derivados da crista neural do neuroepitélio embrionário que constitui os sistemas nervosos (central e periférico)

[38]. E como o nome do tumor implica, estas células têm origem na camada externa do embrião inicial. Exemplos de tumores neuroectodérmicos comuns incluem gliomas, glioblastomas, neuroblastomas, schwannomas, retinoblastoma, meningioma, ependimoma e meduloblastomas [39]. Estes tumores são responsáveis por cerca de 2,5% de todas as mortes relacionadas com o cancro [40].

Existem outros tumores que não se qualificam para serem classificados em nenhum dos quatro grupos. Estes incluem os melanomas, os carcinomas pulmonares de pequenas células (CPPC) e **os teratomas**. **Os melanomas** desenvolvem-se a partir dos melanócitos, células pigmentadas da pele e da retina [41]. Os melanócitos têm origem na crista neural, que é uma estrutura embrionária primitiva [42]. **Os carcinomas pulmonares de pequenas células (CPPC)** são constituídos por células que partilham muitas caraterísticas com as células neurosecretoras, incluindo a crista neural que tem origem nas glândulas supra-renais localizadas na parte superior do rim [43]. **Os teratomas**, como explicado anteriormente, não são os tipos de tumor típicos. Isto porque desafiam todas as tentativas de os colocar numa classe particular de tumores [44]. Embora os teratomas não sejam uma doença cancerígena comum, trouxeram à luz do dia a biologia das células estaminais embrionárias (ES) [45]. As células estaminais embrionárias desempenham um papel importante na manipulação genética da linha germinal do rato. A natureza complicada do cancro exige intervenções drásticas e urgentes. As intervenções habitualmente utilizadas são a quimioterapia, a radioterapia e a cirurgia e, nos últimos tempos, a imunoterapia e a terapia dirigida. A imunoterapia provou ser potente e apresenta uma baixa toxicidade, o que a torna a candidata preferida e segura para a terapia do cancro.

Referência

1.   Wang Q: **Genes de predisposição para o cancro: mecanismos moleculares e impacto clínico nos cuidados personalizados contra o cancro: exemplos das síndromes de Lynch e HBOC** *Pharmacologica Sinica/a* 2016, **37**(2):143.

2.   Valiente M, ObenaufAC, Jin X, Chen Q, Zhang XH-F, Lee DJ, Chaft JE, Kris MG, Huse JT, Brogi E: **As serpinas promovem a sobrevivência das células cancerígenas e a cooptação vascular na metástase cerebral.** *Cell* 2014,**156**(5):1002-1016.

3.   Kreso A, Dick JE: **Evolução do modelo de células estaminais cancerígenas.**

Células estaminais celulares 2014, **14**(3):275-291.

4.   Vogelstein B, Papadopoulos N, Velculescu VE, Zhou S, Diaz LA, Kinzler KW: **paisagens do genoma do cancro**. *science* 2013, **339**(6127):1546-1558.

5.   Bunz F: **A base genética do cancro**. In: *Princípios de Genética do Cancro*. Springer;

2016: 1-46.

6.   Nguyen R, Jett K, Harris GJ, Cai W, Friedman JM, Mautner V-F: **O volume do tumor benigno de corpo inteiro é um fator de risco para tumores malignos da bainha dos nervos periféricos na neurofibromatose tipo 1**. *Jornal de neuro-oncologia* 2014, **116**(2):307-313.

7.   Nault JC, Bioulac-Sage P, Zucman-Rossi J: **Tumores benignos hepatocelulares - da classificação molecular aos cuidados clínicos personalizados**. *Gastroenterology* 2013,**144**(5):888-902.

8.   Morrison J: **When psychological problems mask medical disorders: A guide for psychotherapists**: Guilford Publications; 2015.

9.   Harajly M, Zalzali H, Nawaz Z, Ghayad SE, Ghamloush F, Basma H, Zainedin S, Rabeh W, Jabbour M, Tawil A: **p53 Restoration in Induction and Maintenance of Senescence: Efeitos Diferenciais em *Células* Tumorais Pré-malignas e Malignas**. *Biologia molecular e celular* 2016, **36**(3):438-451.

10.   McAllister SS, Weinberg RA: **O ambiente sistémico induzido pelo tumor como um regulador crítico da progressão do cancro e das metástases**. *Nature cell biology* 2014,**16**(8):717.

11.   Hnisz D, Weintraub AS, Day DS, Valton A-L, Bak RO, Li CH, Goldmann J, Lajoie BR, Fan ZP, Sigova AA: **Ativação de proto-oncogenes por rutura de vizinhanças cromossómicas**. *Ciência* 2016:aad9024.

12.   Hakimi AA, Chen Y-B, Wren J, Gonen M, Abdel-Wahab O, Heguy A, Liu H, Takeda S, Tickoo SK, Reuter VE: **Impacto clínico e patológico de supressores tumorais moduladores da cromatina selecionados no carcinoma de células renais de células claras**. *European urology* 2013, **63**(5):848-854.

13.   Plimack ER, Dunbrack RL, Brennan TA, Andrake MD, Zhou Y, Serebriiskii IG, Slifker M, Alpaugh K, Dulaimi E, Palma N: **Defeitos nos genes de reparação do ADN predizem a resposta à quimioterapia neoadjuvante à base de cisplatina no cancro da bexiga músculo-invasivo**. *European urology* 2015, **68**(6):959-967.

14.   Sever R, Brugge JS: **Transdução de sinais no cancro**. *Cold Spring Harbor perspectives in medicine* 2015, **5**(4):a006098.

15.   Helleday T, Eshtad S, Nik-Zainal S: **Mecanismos subjacentes às assinaturas mutacionais em cancros humanos**. *Nature reviews Genetics* 2014,**15**(9):585.

16.   Roos WP, Thomas AD, Kaina B: **Danos no ADN e o equilíbrio entre sobrevivência e morte na biologia do cancro**. *Nature Reviews Cancer* 2016,**16**(1):20.

17.   Brovarets' OhO, Hovorun DM: **Porque é que a tautomerização do par de bases G· C Watson-Crick através da DPT não causa mutações pontuais durante a replicação do ADN? Análise abrangente de QM e QTAIM**. *Jornal de Estrutura e Dinâmica Biomolecular* 2014, **32** (9): 1474-1499.

18.   Sherwood L: **Fisiologia humana: das células aos sistemas**: Cengage learning; 2015.

19.   Elgazzar AH: **A Biologia Celular e Tecidual**. In: *Sinopse de Fisiopatologia em Medicina Nuclear*. Springer; 2014: 9-25.

20.   Mouw JK, Ou G, Weaver VM: **Montagem da matriz extracelular: uma desconstrução em várias escalas**. *Nature reviews Molecular cell biology* 2014,**15**(12):771.

21.   Malik R, Lelkes PI, Cukierman E: **Remodelação biomecânica e bioquímica da matriz extracelular estromal no cancro**. *Tendências em biotecnologia* 2015, **33**(4):230-236.

22.   Holzapfel GA, Ogden RW: **Biomechanics of soft tissue in cardiovascular systems**, vol. 441: Springer; 2014.

23.   Bonnans C, Chou J, Werb Z: **Remodelação da matriz extracelular no desenvolvimento e na doença**. *Nature reviews Molecular cell biology* 2014, **15**(12):786.

24. Willis CM, Crocker SJ: **O Mosaico da Matriz Extracelular no Sistema Nervoso Central como Determinante da Heterogeneidade Glial**. In: *Composição e Função da Matriz Extracelular no Corpo Humano*. InTech; 2016.

25. Rede CGA: **Caracterização genómica abrangente dos carcinomas espinocelulares da cabeça e do pescoço**. *Nature* 2015, **517**(7536):576.

26. Ojesina AI, Lichtenstein L, Freeman SS, Pedamallu CS, Imaz-Rosshandler I, Pugh TJ, Cherniack AD, Ambrogio L, Cibulskis K, Bertelsen B: **Paisagem das alterações genómicas nos carcinomas do colo do útero**. *Nature* 2014, **506**(7488):371.

27. Murali R, Soslow RA, Weigelt B: **Classificação do carcinoma do endométrio: mais do que dois tipos**. *The Lancet Oncology* 2014,**15**(7):e268-e278.

28. Campbell JD, Alexandrov A, Kim J, Wala J, Berger AH, Pedamallu CS, Shukla SA, Guo G, Brooks AN, Murray BA: **Padrões distintos de alterações somáticas do genoma em adenocarcinomas do pulmão e carcinomas de células escamosas**. *Nature genetics* 2016, **48**(6):607.

29. Song E, Yu W, Xiong X, Kuang X, Ai Y, Xiong X: **O Astrocyte elevated gene-1 promove a progressão do carcinoma espinocelular cervical induzindo a transição epitelial-mesenquimal através da sinalização Wnt**. *Revista Internacional de Cancro Ginecológico* 2015, **25**(3):345-355.

30. Casali PG, Blay J-Y, Bertuzzi A, Bielack S, Bjerkehagen B, Bonvalot S, Boukovinas I, Bruzzi P, Dei Tos AP, Dileo P: **Soft tissue and visceral sarcomas: Diretrizes de Prática Clínica da ESMO para o diagnóstico, tratamento e acompanhamento**. 2014.

31. Cassier PA, Polivka V, Judson I, Soria J-C, Penel N, Marsoni S, Verweij J, Schellens J, Morales-Barrera R, Schoffski P: **Resultado de doentes com sarcoma e outros tumores mesenquimatosos que participam em ensaios de fase I: uma análise de subconjunto de uma base de dados europeia de fase I**. *Annals of Oncology* 2014, **25**(6):1222- 1228.

32. Chinen LTD, Mello CAL, Abdallah EA, Ocea LM, Buim ME, Breve NM, Gasparini JL: **Isolamento, deteção e caraterização imunomorfológica de células**

tumorais circulantes (CTCs) de pacientes com diferentes tipos de sarcoma usando isolamento por tamanho de células tumorais: uma janela sobre a invasão de células de sarcoma**. *OncoTargets and therapy* 2014, **7**:1609.

33.   van Broekhoven DL, Grhnhagen DJ, Den Bakker MA, van Dalen T, Verhoef C: **Tendências temporais na incidência e tratamento da fibromatose agressiva extra-abdominal e abdominal: um estudo de base populacional**. *Anais de oncologia cirúrgica* 2015,**22**(9):2817-2823.

34.   Weissman IL: **As células estaminais são unidades de seleção natural para a formação de tecidos, para o desenvolvimento da linha germinal e para o desenvolvimento do cancro**. *Actas da Academia Nacional de Ciências* 2015,**112**(29):8922-8928.

35.   He Y, Jiang X, Chen J: **O papel do miR-150 na hematopoiese normal e maligna**. *Oncogene* 2014, **33**(30):3887.

36.   Shlush LI, Zandi S, Mitchell A, Chen WC, Brandwein JM, Gupta V, Kennedy JA, Schimmer AD, Schuh AC, Yee KW: **Identificação de células estaminais hematopoiéticas pré-leucémicas na leucemia aguda**. *Nature* 2014, **506**(7488):328.

37.   Illidge T, Specht L, Yahalom J, Aleman B, Berthelsen AK, Constine L, Dabaja B, Dharmarajan K, Ng A, Ricardi U: **Modern radiation therapy for nodal nonhodgkin lymphoma-target definition and dose guidelines from the international lymphoma radiation oncology group**. *International Journal of Radiation Oncology* Biology* Physics* 2014, **89**(1):49-58.

38.   Lester RA, Brown LC, Eckel LJ, Foote RT, NageswaraRao AA, Buckner JC, Parney IF, Wetjen NM, Laack NN: **Resultados clínicos de crianças e adultos com tumor neuroectodérmico primitivo do sistema nervoso central**. *Jornal de neurooncologia* 2014,**120**(2):371-379.

39.   Miettinen M, McCue PA, Sarlomo-Rikala M, Biemat W, Czapiewski P, Kopczynski J, Thompson LD, Lasota J, Wang Z, Fetsch JF: **Soxl0-A marker for not only Schwannian and melanocytic neoplasms but also myoepithelial cell tumors of soft tissue. Uma análise sistemática de 5134 tumores**. *Revista americana de patologia cirúrgica* 2015, **39**(6):826.

40. Jakacki RI, Burger PC, Kocak M, Boyett JM, Goldwein J, Mehta M, Packer RJ, Tarbell NJ, Pollack IF: **Resultados e factores de prognóstico para crianças com tumores neuroectodérmicos primitivos supratentoriais tratados com carboplatina durante a radioterapia: um relatório do Children's Oncology Group**. *Pediatric blood & cancer* 2015, **62**(5):776-783.

41. Wiesner T, He J, Yelensky R, Esteve-Puig R, Botton T, Yeh I, Lipson D, Otto G, Brennan K, Murali R: **As fusões de quinase são frequentes em tumores Spitz e melanomas spitzoides**. *Comunicações da natureza* 2014, **5**:3116.

42. Le Douarin NM, Dupin E: **Capítulo Trinta e oito - A pluripotência das células da crista neural e seu papel no desenvolvimento do cérebro**. *Tópicos actuais em biologia do desenvolvimento* 2016,**116**:659-678.

43. Borghaei H, Paz-Ares L, Horn L, Spigel DR, Steins M, Ready NE, Chow LQ, Vokes EE, Felip E, Holgado E: **Nivolumab versus docetaxel no cancro do pulmão avançado não escamoso de células não pequenas**. *New England Journal of Medicine* 2015,**373**(17):1627-1639.

44. Simons M, Bulten J, Massuger LF, Nagtegaal ID, Kurman RJ, Grupo P: **Resumo MIP-O74: PISTAS PARA A ORIGEM DOS TUMORES OVARIANOS MUCINOSOS EM TUMORES DE BRENNER E TERATOMAS?** In. : AACR; 2017.

45. Calegari F, Waskow C: **Stem Cells: From Basic Research to Therapy, Volume 1: Basic Stem Cell Biology, Tissue Formation during Development, and Model Organisms**: CRC Press; 2014.

Capítulo 2

2.0 Intervenção quimioterapêutica no cancro

A quimioterapia é a utilização de qualquer intervenção medicamentosa para tratar qualquer doença [1]. No entanto, nos últimos tempos, a quimioterapia tornou-se sinónimo de tratamento do cancro, pelo que, para a maioria das pessoas, a palavra quimioterapia significa tratamento do cancro com medicamentos [2]. Esta palavra é frequentemente abreviada para quimioterapia. Ao contrário da cirurgia e da radioterapia, a quimioterapia pode atuar em todo o corpo e, por conseguinte, matar as células cancerígenas que se metastizaram para partes do corpo que não o tumor primário [3]. Existem três objectivos principais para o tratamento com quimioterapia em doentes com cancro: curar, controlar ou paliar [4]. Normalmente, a quimioterapia é utilizada com a intenção de curar a doença oncológica, ou seja, para destruir completamente as células cancerígenas. Por isso, os especialistas descrevem este tratamento como curativo, porque não há garantias de que o doente fique completamente curado, embora o objetivo seja curar o cancro [5]. Normalmente, são necessários muitos anos para certificar que uma pessoa está completamente curada do cancro. Se se tornar óbvio que a doença oncológica não é curável, o objetivo do tratamento pode ser o seu controlo. A quimioterapia é, portanto, utilizada para inibir o crescimento e a propagação do cancro e mantê-lo sob controlo [6]. O objetivo da quimioterapia paliativa ou paliação é gerir os sintomas produzidos pela doença oncológica [7]. Este tratamento é necessário quando o cancro se encontra numa fase avançada, ou seja, quando o cancro apresenta metástases e está fora de controlo.

Existem vários tipos ou formas de quimioterapia e incluem quimioterapia adjuvante, neoadjuvante, de indução, de consolidação, de manutenção, de primeira linha, de segunda linha e paliativa. [8]. O tipo **de quimioterapia adjuvante** é administrado para destruir as células residuais microscópicas do tumor que podem estar presentes depois de o tumor conhecido ter sido removido através de um procedimento cirúrgico [9]. A quimioterapia adjuvante é, portanto, administrada para prevenir uma possível recidiva ou recaída do cancro. No caso da **quimioterapia neoadjuvante**, esta é utilizada antes do procedimento cirúrgico [10], sendo geralmente administrada numa tentativa de reduzir o tumor para tornar o procedimento cirúrgico simples e fácil. Com a

quimioterapia de indução, o fármaco administrado induz uma remissão e é normalmente utilizado no tratamento de leucemias agudas [11]. **A quimioterapia de consolidação**, por outro lado, é administrada para manter a remissão após a remissão ter sido alcançada com a quimioterapia de indução [12]. Tal como a quimioterapia de indução, a quimioterapia de consolidação é utilizada no tratamento da leucemia aguda. **A quimioterapia de manutenção**, como o nome indica, é administrada em doses mais baixas numa tentativa de prolongar a remissão [13]. É utilizada maioritariamente no tratamento da leucemia linfocítica aguda e da leucemia promielocítica aguda. **A quimioterapia de primeira linha** é uma terapia que foi certificada como a melhor opção de tratamento para uma determinada doença oncológica e, por conseguinte, é considerada a terapia padrão [14]. Tal como o nome indica, **a quimioterapia de segunda linha** é a quimioterapia utilizada quando um doente sofre uma recaída após a quimioterapia de primeira linha [15]. É também designada por terapêutica de resgate. Por último, **a quimioterapia paliativa**, tal como já foi descrito acima, é administrada especificamente para tratar os sintomas sem esperar causar uma redução do tumor [4]

De um modo geral, as intervenções quimioterapêuticas visam o ciclo celular. As células cancerosas proliferam mais rapidamente do que as células normais e, por conseguinte, tornam-se o melhor alvo para os medicamentos quimioterapêuticos [16]. No entanto, as células normais são igualmente destruídas juntamente com as células cancerosas, o que resulta em efeitos secundários. Por conseguinte, um quimioterápico adequado é aquele que mata as células cancerosas mas poupa as células normais para minimizar os efeitos secundários [17]. Os fármacos para intervenção quimioterapêutica são classificados em grupos com base no seu mecanismo de ação, composição estrutural química e relações com outros fármacos, se utilizados como parte de uma terapia combinada [18]. Estes grupos são os agentes alquilantes, os antimetabolitos, os antibióticos antitumorais, os inibidores da topoisomerase, os inibidores mitóticos e os corticosteróides [19]. Os agentes **alquilantes** impedem a proliferação da célula cancerígena, danificando o ADN do cancro [20]. Estes agentes são capazes de atingir este objetivo ao visarem todas as fases do ciclo celular do cancro, pelo que não são específicos do ciclo celular [21]. No entanto, são geralmente activos na fase de repouso (G_1) do ciclo celular. Uma vez que estes agentes exercem a sua atividade danificando o ADN, podem afetar a expressão de algumas células da medula óssea, o que, embora muito raro, pode levar à leucemia. O risco de leucemia causado pelos fármacos alquilantes é dependente da dose, pelo que o risco se torna elevado com o aumento da dose dos fármacos alquilantes [22]. Os fármacos alquilantes habitualmente utilizados no tratamento do cancro incluem a altretamina, a carboplatina, o busulfan, o clorambucil, a camustina, a cifosfamida, a cisplatina, a dacarbazina, a lomustina, o melfalano, a oxalaplatina, a temozolomida e a tiotepa [23]. **Os antimetabolitos**, por outro lado, exercem a sua atividade interferindo com a extensão das cadeias de ADN e ARN, substituindo o bloco de construção normal do ARN e do ADN [24]. Estes medicamentos interferem com o ciclo celular, interrompendo a fase (fase S) em que os cromossomas são duplicados [24]. São específicos do ciclo celular e, por conseguinte, têm como alvo as células em fases muito específicas do ciclo [25]. Estes agentes são geralmente utilizados no tratamento de vários tipos de leucemia, cancro da mama, do ovário e do trato intestinal, bem como de outros tipos de cancro. Os antimetabolitos utilizados incluem a capecitabina, a citarabina, a floxuridina, a fludarabina, a 6-mercaptopurina, o 5-fluorouracilo, a gemcitabina, a hidroxiureia, o metotrexato e a pertrexede [26]. No caso dos **antibióticos antitumorais**, estes exercem a sua atividade alterando o ADN da célula cancerosa para inibir a sua proliferação [27]. As antraciclinas são os antibióticos antitumorais mais comuns e actuam inibindo a atividade das enzimas envolvidas na replicação do ADN durante o ciclo celular [28]. Estes agentes incluem a doxorrubicina, a aunorrubicina, a epirrubicina e a idarrubicina [29]. Existem outros antibióticos antitumorais que não são antraciclinas e incluem a actinomicina-D, a bleomicina, a mitomicina-C e a mitoxantrona [30]. **Os inibidores da topoisomerase** são outro agente importante na terapia do cancro [31]. São capazes de interromper a replicação do ADN interferindo com a atividade da enzima topoisomerase [32]. Estes agentes são agrupados em dois grupos com base na topoisomerase específica que inibem [33]. As topoisomerases são enzimas que participam no enrolamento excessivo ou no enrolamento insuficiente do ADN. Estes incluem os inibidores da topoisomerase I, como o topotecano e o irinotecano [34], e os inibidores da topoisomerase II, como o etoposido, o teniposido e a mitoxantrona [35]. No entanto, existem provas de que os inibidores da topoisomerase II podem desencadear o desenvolvimento de leucemia mieloide aguda (LMA), dois a três anos após o tratamento [36]. Por conseguinte, devem ser utilizados com precaução. Outro grupo de quimioterápicos são os **inibidores mitóticos** derivados de produtos naturais, incluindo plantas [37]. Como o nome indica, actuam inibindo a mitose, mas também podem interferir com a atividade de outras enzimas importantes responsáveis pela síntese de proteínas e, por conseguinte, podem danificar as células em todas as fases [38]. Os agentes que fazem parte dos inibidores da mitose incluem o docetaxel, a estramustina, a ixabepilona, o paclitaxel, a vinblastina e a vinorelbina [39]. O último grupo de medicamentos de quimioterapia são os **corticosteróides**, simplesmente designados por esteróides [40]. São hormonas naturais e medicamentos semelhantes a hormonas que são úteis no tratamento de muitos tipos de cancro e de outras doenças [41]. Alguns exemplos incluem a prednisolona, que é um esteroide que impede a libertação de substâncias no corpo que causam inflamação, a metilpredninolona, utilizada no tratamento de doenças como alergias, artrite, lúpus e colite ulcerosa, e a dexametasona, utilizada no tratamento de doenças inflamatórias como alergias, doenças da pele, colite ulcerosa, artrite e distúrbios respiratórios [42]. Para além do grupo de medicamentos acima referido, existem alguns destes quimioterápicos para o tratamento do cancro que não se enquadram bem em nenhum dos grupos acima referidos. Estes incluem a L-asparaginase e o bortezomib [43].

As interações entre a quimioterapia (medicamentos para o cancro) e outros medicamentos no doente oncológico podem agravar os efeitos secundários e também afetar a eficácia da quimioterapia [44]. Por conseguinte, é imperativo que o doente revele todos os medicamentos que está a tomar, para que o profissional de saúde possa tomar uma decisão informada sobre o medicamento oncológico adequado a utilizar. E também aconselhar o doente contra o uso de medicamentos que possam interferir com a atividade da quimioterapia prescrita, se usados em conjunto. Estes medicamentos podem incluir medicamentos de venda livre e medicamentos à base de plantas. Além disso, as vitaminas e os suplementos dietéticos podem igualmente afetar a potência da quimioterapia quando combinados. Um exemplo típico é o facto de a maioria dos medicamentos contra o cancro provocar uma redução do número de plaquetas durante um determinado período de tempo [45]. Sabendo-se que as plaquetas desempenham um papel fundamental nos processos que levam à coagulação do sangue e, por conseguinte, à prevenção de hemorragias, a toma de aspirina ou de outros medicamentos relacionados que se sabe enfraquecerem as plaquetas sanguíneas, juntamente com esses medicamentos de quimioterapia, conduzirá a hemorragias excessivas. Isto pode não constituir qualquer problema em pessoas saudáveis com contagens normais de plaquetas, mas em doentes com cancro com contagens baixas de plaquetas devido à quimioterapia, esta combinação irá obviamente causar problemas de hemorragia. Como tal, esta combinação deve ser evitada. No caso das vitaminas, muitos doentes com cancro consomem doses elevadas de uma ou mais vitaminas na tentativa de melhorar a sua saúde. No entanto, algumas vitaminas podem interferir direta ou indiretamente com a atividade da quimioterapia e reduzir a sua potência. Algumas vitaminas, incluindo A, C e E, são conhecidas por actuarem como antioxidantes, pelo que podem impedir a formação de radicais livres que causam danos no ADN, o que pode resultar em cancro se este se tornar extenso [46]. É bastante interessante saber que alguns medicamentos de quimioterapia, bem como a radioterapia, exercem a sua atividade produzindo estes mesmos radicais livres que danificam o ADN e que devem ser eliminados pelas vitaminas antioxidantes. A principal atividade destes medicamentos de quimioterapia é inibir o crescimento e a proliferação das células cancerígenas, produzindo estes iões de radicais livres que danificam o seu ADN. Por outras palavras, parar, matar ou eliminar as células cancerígenas. Por conseguinte, a ingestão de doses elevadas de antioxidantes, incluindo vitaminas, durante o tratamento do cancro pode tornar o medicamento de quimioterapia ou a radiação menos eficazes.

A quimioterapia está normalmente associada a efeitos secundários [47]. A maioria dos efeitos secundários desaparece rapidamente, mas alguns podem demorar meses ou mesmo anos a desaparecer completamente. Os efeitos secundários podem mesmo durar toda a vida, por exemplo, quando o medicamento quimioterápico provoca lesões a longo prazo no coração, pulmões, rins ou órgãos reprodutores [47]. Além disso, certos tipos de quimioterapia podem produzir efeitos retardados, como o aparecimento de um segundo cancro muitos anos mais tarde [47]. Embora os efeitos secundários de um medicamento de quimioterapia possam ser específicos de cada doente, os que são normalmente comuns entre os doentes com cancro incluem fadiga, alopecia, hematomas e hemorragias fáceis, infecções, anemia, alterações do apetite, obstipação, diarreia, alterações de peso, alterações de humor, alterações da libido, problemas de fertilidade e dormência [48]. Outros são problemas de boca, língua e garganta [48]. Pode, portanto, inferir-se que, embora a quimioterapia seja útil na terapia do cancro, estes efeitos secundários graves devidos à elevada toxicidade associada à quimioterapia colocam sérios desafios à sua utilização. Por conseguinte, é imperativo e crucial identificar e adotar uma opção terapêutica que apresente uma baixa toxicidade com uma capacidade equivalente ou suprapotencial. A imunoterapia, um tipo de tratamento que funciona através da mobilização do sistema imunitário do organismo para combater o cancro, tem demonstrado ser específica na sua atividade e, por conseguinte, apresenta uma baixa toxicidade. A imunoterapia estimula o sistema imunitário a cumprir a sua responsabilidade de forma mais eficaz. Isto faz obviamente da imunoterapia a opção terapêutica preferida e adequada no tratamento de todas as formas de cancro.

Referência

1.	DeSantis CE, Lin CC, Mariotto AB, Siegel RL, Stein KD, Kramer JL, Alteri R, Robbins AS, Jemal A: **Tratamento do cancro e estatísticas de sobrevivência, 2014**. *CA: uma revista sobre cancro para clínicos* 2014, **64**(4):252-271.

2.	Hurton S, Hayden JA, Molinari M: **Terapia adjuvante para o cancro do pâncreas ressecado**. *The Cochrane Library, Hoboken CrossRef Google Scholar* 2015.

3.	Fu F, Nowak MA, Bonhoeffer S: **A heterogeneidade espacial nas concentrações de medicamentos pode facilitar o aparecimento de resistência à terapia do cancro**. *PLoS computational biology* 2015, ll(3):e1004142.

4.	Wright AA, Zhang B, Keating NL, Weeks JC, Prigerson HG: **Associações entre quimioterapia paliativa e cuidados de fim de vida e local de morte de pacientes adultos com cancro: estudo de coorte prospetivo**. *BMJ2014*, **348**:g1219.

5.	Ribeiro RC, Antillon F, Pedrosa F, Pui C-H: **Oncologia pediátrica global: lições de parcerias entre países de alto rendimento e países de baixo a médio rendimento**. *Jornal de Oncologia Clínica* 2015, **34**(1):53-61.

6.	Maher DM, Khan S, Nordquist JL, Ebeling MC, Bauer NA, Kopel L, Singh MM, Halaweish F, Bell MC, Jaggi M: **O ormeloxifeno inibe eficazmente o crescimento do cancro do ovário**. *Cancer letters* 2015, **356**(2):606-612.

7.	Neugut AI, Prigerson HG: **Curative,** Life-Extending**, and Palliative Chemotherapy: New Outcomes Need New Names (Novos resultados precisam de novos nomes)**. *The oncologist* 2017, **22**(8):883-885.

8.	Bouche G, André N, Banavali S, Berthold F, Berruti A, Bocci G, Brandi G,

Cavallaro U, Cinieri S, Colleoni M: **Lições da quarta reunião de terapia metronómica e anti-angiogénica, 24-25 de junho de 2014, Milão.** *ecancermedicalscience* 2014, **8**.

9. Aoyagi T, Terracina KP, Raza A, Takabe K: **Current treatment options for colon cancer peritoneal carcinomatosis.** *Jornal mundial de gastroenterologia: WJG* 2014, **20**(35):12493.

10. Schrag D, Weiser MR, Goodman KA, Gonen M, Hollywood E, Cercek A, Reidy-Lagunes DL, Gollub MJ, Shia J, Guillem JG: **Quimioterapia neoadjuvante sem uso rotineiro de radioterapia para pacientes com cancro do reto localmente avançado: um ensaio piloto.** *Journal of Clinical Oncology* 2014, **32**(6):513-518.

11. Marur S, Li S, Cmelak AJ, Gillison ML, Zhao WJ, Ferris RL, Westra WH, Gilbert J, Bauman JE, Wagner LI: **E1308: ensaio de fase II de quimioterapia de indução seguida de radiação de dose reduzida e cetuximab semanal em doentes com carcinoma espinocelular ressecável associado ao HPV do Grupo de Investigação do Cancro da orofaringe-ECOG-ACRIN.** *Jornal de Oncologia Clínica* 2016, **35**(5):490-497.

12. Senan S, Brade A, Wang L-h, Vansteenkiste J, Dakhil S, Biesma B, Martinez Aguillo M, Aerts J, Govindan R, Rubio-Viqueira B: **PROCLAIM: Ensaio aleatório de fase III de pemetrexed-cisplatina ou etoposidecisplatina mais radioterapia torácica seguida de quimioterapia de consolidação em cancro do pulmão de células não pequenas não escamoso localmente avançado.** *Jornal de Oncologia Clínica* 2016, **34**(9):953-962.

13. Glynne-Jones R, Kadalayil L, Meadows H, Cunningham D, Samuel L, Geh J, Lowdell C, James R, Beare S, Begum R: **Taxas de colostomia relacionadas com o tumor e o tratamento após quimiorradiação com mitomicina C ou cisplatina com ou sem quimioterapia de manutenção no carcinoma de células escamosas do ânus no ensaio ACT II.** *Annals of Oncology* 2014, **25**(8):1616-1622.

14. du Bois A, Kristensen G, Ray-Coquard I, Reuss A, Pignata S, Colombo N, Denison U, Vergote I, Del Campo JM, Ottevanger P: **Quimioterapia padrão de primeira linha com ou sem nintedanib para o cancro do ovário avançado (AGO-OVAR 12): um ensaio de fase 3 aleatório, em dupla ocultação e controlado por placebo.** *The Lancet*

Oncology 2016,**17**(1):78-89.

15. Lorente D, Mateo J, Templeton A, Zafeiriou Z, Bianchini D, Ferraldeschi R, Bahl A, Shen L, Su Z, Sartor O: **O rácio neutrófilos-linfócitos de base (NLR) está associado à sobrevivência e à resposta ao tratamento com quimioterapia de segunda linha para o cancro da próstata avançado, independentemente da *utilização* de esteróides de base**. *Annals of Oncology* 2014, **26**(4):750-755.

16. Waclaw B, Bozic I, Pittman ME, Hruban RH, Vogelstein B, Nowak MA: **Um modelo espacial prevê que a dispersão e a rotação de células limitam a heterogeneidade intratumoral**. *Nature* 2015, **525**(7568):261.

17. Liu H, Lv L, Yang K: **Quimioterapia dirigida às células estaminais cancerígenas**. *Revista americana de investigação do cancro* 2015, **5**(3):880.

18. Sosnik A: **Drug self-assembly: Um fenómeno à escala nanométrica com grande impacto na relação entre a estrutura e as propriedades biológicas e no tratamento de doenças**. *Progresso em Ciência dos Materiais* 2016, **82**:39-82.

19. Taşkm-Tok T, Gowder S: **Droga anticancerígena - amiga ou inimiga**. In: *Farmacologia e Terapêutica*. InTech; 2014.

20. Jin J, MacMillan DW: **Álcoois como agentes alquilantes na funcionalização C-H do heteroareno**. *Nature* 2015, **525**(7567):87.

21. Puyo S, Montaudon D, Pourquier P: **Dos antigos agentes alquilantes aos novos ligantes de sulco menor**. *Revisões críticas em oncologia/hematologia* 2014, **89**(1):43-61.

22. Anderson RA, Mitchell RT, Kelsey TW, Spears N, Telfer EE, Wallace WHB:

Tratamento do cancro e função gonadal: estratégias experimentais e estabelecidas para a preservação da fertilidade em crianças e adultos jovens. *The lancet Diabetes & endocrinology* 2015, **3**(7):556-567.

23. Manuel Calderon-Montano J, Burgos-Moron E, Luis Orta M, Lopez-Lazaro M: **Efeito das deficiências de reparação do ADN na citotoxicidade dos medicamentos utilizados na terapia do cancro - uma revisão**. *Química medicinal atual* 2014, **21**(30):3419- 3454.

24.	Sarkisjan D, Steenbergen RD, Cloos J, Peters GJ: **Antimetabolitos reemergentes com um novo mecanismo de ação no que diz respeito à regulação epigenética: Aspectos básicos**. In: *Quimioterapia para Leucemia.* Springer; 2017: 311-326.

25.	Kuan S-F, Ren B, Brand R, Dudley B, Pai RK: **A terapia neoadjuvante no carcinoma colorrectal estável por microssatélites induz a perda concomitante da expressão de MSH6 e Ki-67**. *Patologia Humana* 2017, **63**:33-39.

26.	Unger EC: **Radioterapia fraccionada e quimioterapia com um oxigénio terapêutico**. In: Google Patents; 2015.

27.	Le V, Inai M, Williams R, Kan T: **Ecteinascidins. Uma revisão da química, biologia e utilidade clínica de potentes antibióticos antitumorais de tetrahidroisoquinolina**. *Relatórios de produtos naturais* 2015, **32**(2):328-347.

28.	Tan TC, Bouras S, Sawaya H, Sebag IA, Cohen V, Picard MH, Passeri J, Kuter I, Scherrer-Crosbie M: **Tendências temporais da fração de ejeção do ventrículo esquerdo e índices de deformação miocárdica numa coorte de mulheres com cancro da mama tratadas com antraciclinas, taxanos e trastuzumab**. *Journal of the American Society of Echocardiography* 2015, **28**(5):509-514.

29.	Feijen EA, Leisenring WM, Stratton KL, Ness KK, Van Der Pal HJ, Caron HN, Armstrong GT, Green DM, Hudson MM, Oeffinger KC: **Razão de equivalência entre daunorrubicina e doxorrubicina em relação à insuficiência cardíaca tardia em sobreviventes de cancro infantil**. *Journal of Clinical Oncology* 2015, **33**(32):3774-3780.

30.	Kakikawa M, Imai S, Yamada S: **Efeito de campos magnéticos de frequência extremamente baixa (ELF) sobre a potência de medicamentos em células bacterianas**. *IEEE Transactions on Magnetics* 2014, **50**(4):1-4.

31.	Kiselev E, Sooryakumar D, Agama K, Cushman M, Pommier Y: **Otimização da cadeia lateral de lactama dos inibidores da topoisomerase I da 7-azaindenoisoquinolina e estudos do mecanismo de ação em células cancerígenas**. *Jornal de química medicinal* 2014, **57**(4):1289-1298.

32.	Lindsey Jr RH, Pendleton M, Ashley RE, Mercer SL, Deweese JE, Osheroff N: **Núcleo catalítico da topoisomerase IIα humana: Insights sobre interações enzima-**

ADN e mecanismo de drogas. *Bioquímica* 2014, **53**(41):6595- 6602.

33. Gelberg L, Andersen R, Vahidi M, Rico M, Baumeister S, Leake B: **Uma intervenção breve multicomponente para o consumo de drogas de risco entre pacientes latinos de um centro de saúde federalmente qualificado em East Los Angeles: Um ensaio controlado randomizado do ensaio de intervenção de drogas (quit) breve intervenção.** 2017.

34. Jossé R, Martin SE, Guha R, Ormanoglu P, Pfister TD, Reaper PM, Barnes CS, Jones J, Charlton P, Pollard JR: **Os inibidores da ATR VE-821 e VX-970 sensibilizam as células cancerígenas aos inibidores da topoisomerase i, desactivando as respostas de iniciação da replicação do ADN e de alongamento dos garfos.** *Cancer research* 2014, **74**(23):6968-6979.

35. Karki R, Park C, Jun K-Y, Jee J-G, Lee J-H, Thapa P, Kadayat TM, Kwon Y, Lee E-S: **Síntese, atividade antitumoral e estudo da relação estrutura-atividade de 2,4,6-trifenil piridinas tri-hidroxiladas como inibidores potentes e seletivos da topoisomerase II.** *Revista Europeia de Química Medicinal* 2014, **84**:555-565.

36. Pendleton M, Lindsey RH, Felix CA, Grimwade D, Osheroff N: **Topoisomerase II e leucemia.** *Anais da Academia de Ciências de Nova York* 2014,**1310** (1): 98-110.

37. Casaluce F, Sgambato A, Maione P, Ciardiello F, Gridelli C: **Inibidores mitóticos emergentes para o carcinoma de células não pequenas.** *Opinião de especialistas sobre medicamentos emergentes* 2013,**18**(1):97-107.

38. Eifler K, Vertegaal AC: **Regulação da progressão do ciclo celular e do cancro mediada pela SUMOilação.** *Tendências em ciências bioquímicas* 2015, **40**(12):779-793.

39. Qin Z, Li X, Zhang J, Tang J, Han P, Xu Z, Yu Y, Yang C, Wang C, Xu T: **Quimioterapia com ou sem estramustina para o tratamento do cancro da próstata resistente à castração: Uma revisão sistemática e meta-análise.** *Medicina* 2016, **95**(39).

40. Abraham B, WolfD, Regueiro M, Randall C, Kosutic G, Spearman M, Coarse J, Hasan I, Loftus Jr E: **P-098 Infecções graves em doentes tratados com Certolizumab Pegol com ou sem corticosteróides: Dados de segurança agrupados de 15 ensaios**

clínicos. *Doenças Inflamatórias Intestinais* 2016, **22**:S40.

41. Wynder JL, Nicholson TM, DeFranco DB, Ricke WA: **Estrogénios e disfunção do trato urinário inferior masculino**. *Relatórios actuais de urologia* 2015,**16**(9):1-8.

42. Vatti RR, Ali F, Teuber S, Chang C, Gershwin ME: **Reacções de hipersensibilidade aos corticosteróides**. *Revisões clínicas em alergia e imunologia* 2014, **47**(1):26-37.

43. Bertaina A, Vinti L, Strocchio L, Gaspari S, Caruso R, Algeri M, Coletti V, Gurnari C, Romano M, Cefalo MG: **A combinação de bortezomib com quimioterapia para tratar a leucemia linfoblástica aguda recidivante e refratária da infância**. *Revista britânica de hematologia* 2017, **176** (4): 629- 636.

44. Ewertz M, Qvortrup C, Eckhoff L: **Neuropatia periférica induzida por quimioterapia em pacientes tratados com taxanos e derivados de platina**. *Ata oncologica* 2015, **54**(5):587-591.

45. Riedl J, Pabinger I, Ay C: **As plaquetas no cancro e na trombose**. *Hamostaseologie* 2014, **34**(1):54-62.

46. Agarwal A, Virk G, Ong C, du Plessis SS: **Efeito do stress oxidativo na reprodução masculina**. *Revista mundial de saúde masculina* 2014, **32**(1):1-17.

47. Beusterien K, Grinspan J, Kuchuk I, Mazzarello S, Dent S, Gertler S, BouganimN, Vandermeer L, Clemons M: **Utilização da análise conjunta para avaliar as preferências das doentes com cancro da mama relativamente aos efeitos secundários da quimioterapia**. *The oncologist* 2014,**19**(2):127-134.

48. Iwamoto T: **Aplicação clínica de sistemas de administração de medicamentos na quimioterapia do cancro: revisão da eficácia e dos efeitos secundários dos medicamentos aprovados**. *Boletim Biológico e Farmacêutico* 2013, **36**(5):715-718.

Capítulo 3

3.0 A imunoterapia em perspetiva

A imunoterapia do cancro, também designada por terapia dirigida ou terapia biológica, é um tipo de terapia do cancro que reforça o sistema imunitário para combater o cancro [1]. Assim, a imunoterapia utiliza substâncias produzidas pelo organismo ou em laboratório para melhorar ou restaurar a função central do sistema imunitário. Pode funcionar especificamente para parar ou abrandar o crescimento das células cancerígenas, impedir que o cancro se espalhe para outras partes do corpo ou estimular o sistema imunitário a destruir as células cancerígenas [2]. A imunoterapia inclui a utilização de anticorpos, inibidores dos pontos de controlo imunitário, vacinas contra o cancro, terapia com células T e, não muito comum, terapia com vírus oncolíticos [3]. O sistema imunitário tem a capacidade de distinguir entre células "próprias" e células estranhas, pelo que ataca e destrói seletivamente as células estranhas. Isto é possível graças às **proteínas do ponto de controlo imunitário** presentes em algumas células imunitárias que são activadas ou inactivadas para dar início à resposta imunitária [4]. No entanto, a maioria das células cancerígenas é capaz de manipular estes pontos de controlo para escapar à vigilância imunitária. Não obstante, a utilização de fármacos apropriados para combater estes pontos de controlo tem-se revelado promissora na terapia do cancro [5]. Um exemplo típico destas proteínas dos pontos de controlo é a PD-I nas células T, que actua como um "interrutor" que ajuda a impedir as células T de atacarem o "eu" (células normais do organismo) [6]. Para tal, liga-se à PD-L1, uma proteína presente em algumas células normais e cancerígenas [7]. Quando o PD-1 se liga ao PD-L1, sinaliza às células T para se manterem afastadas das células que contêm a proteína PD-L1 [8]. Isto ajuda as células cancerígenas a escapar à vigilância imunitária. O direcionamento competitivo de PD-1 ou PD-L1 por anticorpos impede esta ligação e aumenta a resposta imunitária contra as células cancerígenas. O pembrolizumab e o nivolumab são exemplos de anticorpos que têm como alvo o PD-1 [9]. Estes medicamentos são utilizados no tratamento de doenças oncológicas como o melanoma cutâneo, o cancro do pulmão de células não pequenas, o cancro do rim, o cancro da bexiga, o cancro da cabeça e do pescoço e o linfoma de Hodgkin [10]. Exemplos de anticorpos que visam a PD-Ll incluem o Atezolizumab, o Avelumab e o

Durvalumab [11]. São habitualmente utilizados no tratamento do cancro da bexiga, do cancro do pulmão não pequeno e do carcinoma de células de Merkel. Os efeitos secundários comuns que têm sido comunicados em relação à utilização destes anticorpos incluem fadiga, tosse, perda de apetite, erupção cutânea, náuseas e comichão [12]. Podem ocorrer problemas graves nos pulmões, intestinos, fígado, rins ou outros órgãos, porque estes medicamentos podem desencadear ataques a estes órgãos pelo sistema imunitário [13]. Outra proteína importante em algumas células T com a atividade de "desligar o interrutor" para manter o sistema imunitário sob controlo é a CTLA-4 [14]. O anticorpo que tem como alvo esta proteína na terapia do cancro é o ipilimumab [15]. O alvo do CTLA-4 com este anticorpo aumenta a resposta imunitária contra as células cancerígenas e é utilizado no tratamento do melanoma cutâneo. Infelizmente, o ipilimumab está associado a efeitos secundários graves [16]. A utilização de **vacinas contra o cancro** na prevenção e no tratamento do cancro pode parecer pouco convincente para muitas pessoas. Mas a realidade é que certos vírus são responsáveis por alguns destes cancros, pelo que as vacinas que ajudam a proteger contra infecções causadas por estes vírus podem igualmente ajudar a prevenir estes cancros. Exemplos comuns são o vírus do papiloma humano (HPV) e o vírus da hepatite B (HBV). Algumas estirpes do HPV foram associadas a cancros do colo do útero, anais, da garganta e alguns outros cancros, estando o HBV implicado no cancro do fígado [17]. O modo de ação destas vacinas contra o cancro é diferente do das vacinas contra os vírus. As vacinas contra o cancro são aplicadas para ativar o sistema imunitário a fim de destruir as células cancerígenas presentes numa doença oncológica já existente ou para prevenir a doença oncológica. As vacinas contra o cancro são geralmente constituídas por células cancerosas, antigénios puros ou partes de células normais [19]. Além disso, determinadas células imunitárias podem ser expostas ao cancro em laboratório para criar a vacina [20]. É possível combinar as vacinas com outras substâncias ou células, designadas adjuvantes, para aumentar ainda mais a resposta imunitária [21]. A Sipuleucel-T foi a primeira vacina contra o cancro a receber a aprovação da FDA para o tratamento do cancro da próstata avançado [22]. Esta vacina contra o cancro foi criada expondo células imunitárias até então ingénuas isoladas do sangue a substâncias químicas que as transformam em células imunitárias especializadas chamadas células dendríticas *in vitro*. Subsequentemente, foram expostas a uma proteína específica denominada fosfatase ácida prostática (PAP) para aumentar a sua capacidade de produzir uma resposta imunitária contra as células cancerosas visadas, ou seja, as células cancerosas da próstata, antes de *as células dendríticas* serem introduzidas no doente através de infusão [23]. No organismo, as células dendríticas desempenham um papel crucial, ajudando a recrutar outras células imunitárias para atacar as células cancerígenas da próstata [24]. Esta vacina provou que pode ajudar a prolongar a vida dos doentes, mas não cura o cancro da próstata. Tal como a maioria dos tratamentos imunoterapêuticos, os efeitos secundários desta vacina são geralmente ligeiros e incluem febre, fadiga, arrepios, dores nas costas e nas articulações, dores de cabeça e náuseas [25]. Outras vacinas encontram-se em várias fases de ensaios clínicos, mas ainda não foram aprovadas pela FDA, embora a maioria delas tenha demonstrado uma eficácia significativa. **A terapia com vírus oncolíticos** emprega vírus geneticamente modificados para atingir e destruir células cancerígenas específicas [26]. Neste procedimento terapêutico, um vírus é introduzido no tumor alvo e, como esperado, faz cópias de si próprio nas células cancerígenas. Este evento provoca a lise das células cancerosas e a subsequente libertação de antigénios específicos. Isto resulta na ativação de células imunitárias específicas que visam as células cancerígenas identificadas com estes antigénios específicos [27]. É interessante notar que este vírus geneticamente modificado visa seletivamente as células cancerosas. Assim, as células saudáveis são poupadas, o que torna este procedimento imunoterapêutico bastante seguro. Em outubro de 2015, a FDA tinha aprovado a primeira terapia com vírus oncolíticos para a terapia do melanoma [28]. O vírus herpes simplex geneticamente modificado utilizado é designado por talimogene laherarepvec ou, simplesmente, T-VEC [29]. O T-VEC é injetado diretamente no melanoma até não restarem quaisquer vestígios de melanoma [30]. Os efeitos secundários comuns associados a este procedimento terapêutico incluem febre, fadiga, arrepios, náuseas, dores nas costas e nas articulações e sintomas semelhantes aos da gripe. Outros vírus oncolíticos de diferentes cancros, em várias fases de ensaios clínicos, estão a produzir resultados favoráveis. A produção de um grande número de **anticorpos** pelo sistema imunitário ativado assegura que os corpos estranhos são marcados e destruídos. O anticorpo é uma proteína especial que reconhece e se liga a uma proteína específica chamada antigénio para exercer a sua atividade [31]. Isto leva ao recrutamento de outras partes e braços do sistema imunitário para destruir as células que transportam o antigénio específico. É possível conceber e gerar anticorpos específicos que visam especificamente determinados antigénios presentes nas células cancerígenas. Nas últimas duas décadas, a FDA aprovou mais de uma dúzia de anticorpos para a terapia do cancro [32]. Nos últimos tempos, foram identificados mais antigénios encontrados nos cancros, o que se traduziu no desenvolvimento e produção de novos anticorpos. A maioria destes novos anticorpos encontra-se em diferentes fases de ensaios clínicos em diferentes tipos de cancro. São utilizados diferentes tipos de anticorpos no tratamento do cancro, incluindo anticorpos nus (monoclonais), anticorpos conjugados e anticorpos biespecíficos [33, 34]. Os anticorpos monoclonais nus não contêm fármacos ou material radioativo e são o tipo de anticorpo mais comum na terapia do cancro [35]. Estes tipos de anticorpos terapêuticos exercem as suas actividades de diferentes formas. Há outros que têm como alvo receptores nas células cancerosas, ligandos ou outras proteínas flutuantes que foram implicadas na proliferação, metástase ou crescimento das células cancerosas. Um exemplo desses anticorpos é o trustuzumab, que tem como alvo a proteína HER2, que está sobre-expressa nas células cancerosas da mama e do estômago [36]. Outros anticorpos são capazes de aumentar a resposta imunitária contra as células cancerígenas, actuando como marcadores que sinalizam o sistema imunitário para atacar as células cancerígenas. Um exemplo típico é o alemtuzumab utilizado no tratamento da leucemia linfocítica crónica (LLC) [37]. Este anticorpo monoclonal tem como alvo o antigénio CD52, que é sobre-expresso pelas células leucémicas [37]. Quando se liga a este recetor nas células leucémicas, as células imunitárias são recrutadas para atacar e destruir as células cancerígenas. Os anticorpos ligados a um quimiofármaco ou radioisótopo são designados anticorpos conjugados [38]. Estes anticorpos são também designados por anticorpos marcados, carregados ou etiquetados [38]. O anticorpo é utilizado como um dispositivo de orientação que fornece o quimioterápico ou a partícula radioactiva diretamente às células cancerosas [39]. O anticorpo liga-se a um antigénio específico da célula cancerígena para libertar o agente. Uma vez que o anticorpo fornece seletivamente o agente quimioterápico ou a partícula radioactiva às células cancerosas, os danos nas células normais de outras partes do corpo são minimizados. Um exemplo notável de anticorpos radiomarcados é o ibritumomab tiuxetan, que tem como alvo o antigénio CD20 presente nas células B [40]. Este anticorpo fornece partículas radioactivas anticancerígenas diretamente às células B cancerígenas, pelo que pode ser utilizado para o tratamento de certos tipos de linfoma não Hodgkin. A utilização de anticorpos marcados radioactivamente na terapia do cancro pode também ser descrita como radioimunoterapia. Por outro lado, os anticorpos quimio-marcados, também designados por conjugados anticorpo-fármaco, são anticorpos que transportam quimioterápicos. Os exemplos incluem o brentuximab vedotin e o ado-trastuzumab emtansine. O brentuximab vedotina tem como alvo o CD30 e é utilizado no tratamento do linfoma de Hodgkin e do linfoma anaplásico de grandes células [41]. O adop-trastuzumab emtansine tem como alvo o HER2 e, por conseguinte, com o quimioterápico DM1 ligado, pode ser utilizado no tratamento de cancros da mama que expressam em excesso o antigénio HER2 [42]. Os anticorpos conjugados inibem normalmente, de cada vez, uma via de sinalização, seja ela antiangiogénese, antiproliferação ou antimetástase. Os cancros utilizam mais do que uma via de sinalização, o que constitui uma limitação à terapia do cancro utilizando anticorpos conjugados. Os anticorpos biespecíficos, ao contrário dos anticorpos conjugados, são capazes de visar simultaneamente dois antigénios diferentes. Por conseguinte, são um candidato mais adequado para o tratamento de cancros com mais de uma via de sinalização para o crescimento, a proliferação ou a metástase. Estes agentes imunoterapêuticos demonstraram um potencial promissor no tratamento de todas as formas de cancro [43]. A utilização de anticorpos biespecíficos é, por conseguinte, o caminho a seguir na luta contra os cancros.

Referência

1.   Mellman I, Coukos G, Dranoff G: **A imunoterapia contra o cancro atinge a maioridade**. *Nature* 2011, **480**(7378):480.

2.   Parham P: **O sistema imunitário**: Garland Science; 2014.

3.   Khalil DN, Smith EL, Brentjens RJ, Wolchok JD: **O futuro do tratamento do cancro: imunomodulação, CARs e imunoterapia combinada**. *Nature reviews Clinical oncology* 2016,**13**(5):273.

4.   Mediavilla-Varela M, Castro J, Chiappori A, Noyes D, Hernandez DC, Allard B, Stagg J, Antonia SJ: **Um novo antagonista do recetor de adenosina A2a da proteína do ponto de verificação imunológico restaura a atividade dos linfócitos infiltrantes de tumor no contexto do microambiente tumoral**. *Neoplasia* 2017, **19**(7):530-536.

5.   Nelson D, Fisher S, Robinson B: **A abordagem do "Cavalo de Troia" à imunoterapia tumoral: visando o microambiente tumoral**. *Jornal de pesquisa em imunologia* 2014, **2014**.

6.   Messerschmidt JL, Bhattacharya P, Messerschmidt GL: **Teoria Clonal do Cancro, Fuga Imune e os seus Papéis Evolutivos na Terapêutica MultiAgente do Cancro**. *Current Oncology Reports* 2017,**19**(10):66.

7.   Spranger S, Spaapen RM, Zha Y, Williams J, Meng Y, Ha TT, Gajewski TF: **A regulação positiva de PD-L1, IDO e Tregs no microambiente do tumor de melanoma é conduzida por células T CD8 +**. *Science translational medicine* 2013, **5**(200):200ra116-200ra116.

8.   Ray A, Das D, Song Y, Richardson P, Munshi N, Chauhan D, Anderson K: **Visando o ponto de verificação imunológico PD1-PDL1 nas interações de células dendríticas plasmocitóides com células T, células assassinas naturais e células de mieloma múltiplo**. *Leucemia* 2015, **29**(6):1441.

9.   Brahmer JR, Hammers H, Lipson EJ: **Nivolumab: visando PD-I para reforçar a imunidade antitumoral**. *Future Oncology* 2015,**11**(9):1307-1326.

10.   Topalian SL, Taube JM, Anders RA, Pardoll DM: **Biomarcadores orientados por mecanismos para guiar o bloqueio do ponto de controlo imunitário na terapia do cancro**. *Nature reviews Cancer* 2016,**16**(5):275.

11.   Lee HT, Lee JY, Lim H, Lee SH, Moon YJ, Pyo HJ, Ryu SE, Shin W, Heo Y-S: **Mecanismo molecular de bloqueio PD-1/PD-L1 através de anticorpos anti-PD-L1 atezolizumab e durvalumab**. *Relatórios Científicos* 2017, **7**.

12.   Reeves D: **Cytostatic Agents: Anticorpos Monoclonais Utilizados no Tratamento de Malignidades Sólidas**. *Efeitos colaterais de medicamentos anuais* 2017.

13.   Valenzuela NM, Reed EF: **Rejeição mediada por anticorpos em transplantes de órgãos sólidos: manifestações, mecanismos e terapias**. *The Journal of Clinical Investigation* 2017,**127**(7).

14.   Soskic B, Qureshi OS, Hou T, Sansom DM: **Capítulo Quatro - Uma Perspetiva de Transendocitose na Via CD28/CTLA-4**. *Avanços em imunologia* 2014,**124**: 95-

136.

15. Schumacher TN, Schreiber RD: **Neoantigénios na imunoterapia do cancro**. *Science* 2015, **348**(6230):69-74.

16. Bertrand A, Kostine M, Barnetche T, Truchetet M-E, Schaeverbeke T: **Eventos adversos relacionados à imunidade associados a anticorpos anti-CTLA-4: revisão sistemática e meta-análise**. *BMC medicine* 2015,**13**(1):211.

17. Vedham V, Divi RL, Starks VL, Verma M: **Infecções múltiplas e cancro: implicações na epidemiologia**. *Tecnologia na investigação e tratamento do cancro* 2014,**13**(2):177-194.

18. van der Burg SH, Arens R, Ossendorp F, van Hall T, Melief CJ: **Vacinas para o cancro estabelecido: ultrapassar os desafios colocados pela evasão imunitária**. *Nature Reviews Cancer* 2016,**16**(4):219-233.

19. Garg AD, Coulie PG, Van den Eynde BJ, Agostinis P: **Integração das vacinas de células dendríticas da próxima geração no atual panorama da imunoterapia contra o cancro**. *Tendências em Imunologia* 2017.

20. van der Sluis TC, van Duikeren S, Huppelschoten S, Jordanova ES, Nejad EB, Sloots A, Boon L, Smit VT, Welters MJ, Ossendorp F: **Células T produtoras de fator de necrose tumoral induzidas por vacina sinergizam com cisplatina para promover a morte de células tumorais**. *Clinical Cancer Research* 2015, **21**(4):781-794.

21. Pasquale AD, Preiss S, Silva FTD, Garçon N: **Adjuvantes de vacinas: de 1920 a 2015 e mais além**. *Vaccines* 2015, **3**(2):320-343.

22. Rosenberg SA: **Decade in review [mdash] cancer immunotherapy: Entrando na corrente principal do tratamento do cancro**. *Nature Reviews Clinical Oncology* 2014,**11**(11):630-632.

23. Denes FS, Fabry Z, Sandor M: **Composições de direcionamento de células dendríticas e seus usos**. In.: Google Patents; 2015.

24. Kitamura T, Qian B-Z, Pollard JW: **Promoção de metástases por células imunitárias**. *Nature reviews Immunology* 2015,**15**(2):73.

25. Yang L, Yu H, Dong S, Zhong Y, Hu S: **Reconhecer e gerir as toxicidades na**

imunoterapia contra o cancro. *Tumor Biology* 2017, **39**(3):1010428317694542.

26. Clements DR, Kim Y, Gujar SA, Lee PW: **Nem tudo o que reluz é ouro: a necessidade de considerar os aspectos imunitários desejáveis e indesejáveis da terapia com vírus oncolíticos**. *Oncoimunologia* 2016, **5**(1):e1057674.

27. Mittal D, Gubin MM, Schreiber RD, Smyth MJ: **Novos conhecimentos sobre a imunoedição do cancro e as suas três fases componentes - eliminação, equilíbrio e fuga**. *Opinião atual em imunologia* 2014, **27**:16-25.

28. Pol J, Kroemer G, Galluzzi L: **Primeiro vírus oncolítico aprovado para imunoterapia de melanoma**. In.: Taylor & Francis; 2016.

29. Johnson DB, Puzanov I, Kelley MC: **Talimogene Iaherparepvec (T-VEC) para o tratamento do melanoma avançado**. *Immunotherapy* 2015, **7**(6):611- 619.

30. Niu L: **Formulação e entrega de vacina assistida por nanopartículas poliméricas contra o melanoma**. 2015.

31. John LB, Devaud C, Duong CP, Yong CS, Beavis PA, Haynes NM, Chow MT, Smyth MJ, Kershaw MH, Darcy PK: **A terapia com anticorpos anti-PD-I aumenta potentemente a erradicação de tumores estabelecidos por células T modificadas por genes**. *Clinical cancer research* 2013,**19**(20):5636-5646.

32. Li C: **Uma abordagem orientada para a imagiologia e terapia do cancro**. *Nature materials* 2014,**13**(2):110-115.

33. Beck A, Goetsch L, Dumontet C, Corvaia N: **Estratégias e desafios para a próxima geração de conjugados anticorpo-fármaco**. *Nature Reviews Drug Discovery* 2017,**16**(5):315-337.

34. Weiner GJ: **Construir melhores terapêuticas baseadas em anticorpos monoclonais**. *Nature reviews Cancer* 2015,**15**(6):361.

35. Ecker DM, Jones SD, Levine HL: **O mercado dos anticorpos monoclonais terapêuticos**. *In: MAbs: 2015*. Taylor & Francis: 9-14.

36. Nelson E, Nelson E: **Um alvo terapêutico cada vez mais importante: Parte 2 Distribuição da sobreexpressão de HER2/neu e amplificação de genes por órgão, local do tumor e histologia**. 2014.

37.   Zent CS, Taylor RP, Lindorfer MA, Beum PV, LaPlant B, Wu W, Call TG, Bowen DA, Conte MJ, Frederick LA: **A quimioimunoterapia para leucemia linfocítica crônica (CLL) recidivante / refratária e progressiva com deleção de** 17p13 **combinando pentostatina, alemtuzumabe e rituximabe em baixa dose é eficaz e tolerável e limita a perda de expressão de CD20 por CLL** *cells* **circulantes**. *Revista americana de hematologia* 2014, **89** (7): 757-765.

38.   Satpayev D, Morrison RK, Morrison KJM, Gudas J, Jakobovits A, Torgov M, An Z: **Conjugados de drogas de anticorpos (adc) que se ligam a proteínas 191p4dl2**. In.: Google Patents; 2016.

39.   Nicolas J, Mura S, Brambilla D, Mackiewicz N, Couvreur P: **Design, estratégias de funcionalização e aplicações biomédicas de nanocarreadores baseados em polímeros biodegradáveis / biocompatíveis direcionados para entrega de medicamentos**. *Revisões da Sociedade Química* 2013, **42** (3): 1147-1235.

40.   Larson SM, Carrasquillo JA, Cheung N-KV, Press O: **Radioimunoterapia de tumores humanos**. *Nature reviews Cancer* 2015,**15**(6):347.

41.   Zolot RS, Basu S, Million RP: **Conjugados anticorpo-fármaco**. *Nature reviews Drug discovery* 2013,**12**(4):259.

42.   Amiri-Kordestani L, Blumenthal GM, Xu QC, Zhang L, Tang SW, Ha L, Weinberg WC, Chi B, Candau-Chacon R, Hughes P: **Aprovação da FDA: ado-trastuzumab emtansine para o tratamento de pacientes com cancro da mama metastático HER2-positivo**. *Clinical Cancer Research* 2014, **20**(17):4436- 4441.

43.   Kontermann RE, Brinkmann U : **Anticorpos biespecíficos**. *Drug discovery today* 2015,**20**(7):838-847.

Capítulo 4

4.0 Anticorpos biespecíficos (bsAbs) como potente agente terapêutico para o cancro

4.1 Engenharia de Anticorpos e Anticorpos Biespecíficos (bsAb)

Os anticorpos biespecíficos (bsAb) combinam duas ou mais moléculas de reconhecimento de antigénios numa única construção que é capaz de atingir e de se ligar a dois ou mais alvos [1]. Isto porque, na maioria das vezes, mais do que uma via está envolvida no desenvolvimento do cancro. Por conseguinte, os anticorpos biespecíficos foram concebidos e criados para dar resposta às limitações funcionais dos anticorpos monoclonais (mAbs) [2]. Os anticorpos monoclonais são, sem dúvida, dotados da especificidade necessária. Esta especificidade faz dos mAb um agente terapêutico adequado para doenças como o cancro [3]. Em 1997, o primeiro mAb antitumoral foi aprovado para utilização [4]. Desde então, foram aprovados mais mAbs para a terapia do cancro nos EUA e noutros países do mundo ocidental e da Ásia [5]. Apesar deste êxito notável, as limitações funcionais dos mAbs não podem ser ignoradas. É evidente que a maioria dos doentes que até agora tinham respondido à terapêutica com anticorpos monoclonais acabaram por sofrer uma recaída devido à possível interação entre algumas vias de sinalização que têm uma relação direta com a doença [6]. Consequentemente, nenhum dos mAbs terapêuticos é capaz de curar como agente terapêutico único [7]. No entanto, a estrutura de um anticorpo permite a modificação estrutural e a engenharia para melhorar a sua atividade. O anticorpo é constituído por duas cadeias leves (L) idênticas e duas cadeias pesadas (H) idênticas (Figura 1) [8]. O peso molecular das cadeias leve (L) e pesada (H) é de cerca de 25 e 50 kDa, respetivamente [9]. A cadeia leve (L) está unida à cadeia pesada de cada braço através de uma ligação dissulfureto e de uma combinação de interações não covalentes, tais como pontes salinas, ligações de hidrogénio e interação hidrofóbica [10]. As partes de um anticorpo estão associadas a funções específicas. Os braços do anticorpo em forma de Y são constituídos por sítios que se podem ligar a dois antigénios. Isto torna possível o reconhecimento de moléculas estranhas específicas [11]. Esta parte do anticorpo é designada por região de ligação do fragmento ao antigénio (Fab) e é composta por um domínio constante e um domínio variável de cada cadeia pesada e leve do anticorpo, sendo que VH, VL, CH e CL designam, respetivamente, cadeia pesada variável, cadeia leve variável, cadeia pesada constante e cadeia leve constante [12]. As regiões amino-terminais da VH e da VL variam muito entre anticorpos e são responsáveis pelas especificidades variáveis entre diferentes anticorpos [13]. No que respeita às regiões variáveis, a variabilidade da sequência está concentrada em várias regiões hipervariáveis. Estas regiões hipervariáveis são também designadas regiões determinantes da complementaridade (CDR) e formam o local de ligação ao antigénio de um anticorpo. [14]. Os restantes domínios de VL e VH, que se sabe apresentarem muito menos variação, são designados por regiões de enquadramento (FW). A base do anticorpo em forma de Y desempenha um papel crucial no controlo da atividade das células imunitárias e é designada por região do fragmento cristalizável (Fc). Esta região é constituída por duas cadeias pesadas que contribuem com dois ou três domínios constantes, consoante a classe do anticorpo [15]. Para que um determinado anticorpo se ligue a uma proteína específica, o fragmento Fc garante que o anticorpo gera uma resposta imunitária adequada [16]. Além disso, o fragmento Fc é capaz de se ligar a diferentes tipos de receptores celulares, como os receptores Fc, e a outras moléculas relacionadas com o sistema imunitário, como as proteínas do complemento, para mediar diferentes efeitos imunológicos, como a opsonização, a lise celular e a desgranulação de mastócitos, eosinófilos e basófilos [17]. É possível gerar fragmentos Fc e Fab a partir de um determinado anticorpo em laboratório. Isto deve-se ao facto de a enzima papaína poder ser utilizada para clivar uma imunoglobulina em dois fragmentos Fab e um fragmento Fc. Mais importante ainda, a enzima pepsina é capaz de produzir um fragmento F(ab')2 e um fragmento pFc' por clivagem abaixo da região da dobradiça. Além disso, através de uma ligeira redução, o fragmento F(ab')2 pode ainda ser dividido em dois fragmentos Fab' [18]. Este facto torna o anticorpo um agente terapêutico intrigante que pode ainda ser modificado para melhorar a sua eficácia. Deste modo, a estrutura de um anticorpo terapêutico pode ser objeto de reengenharia através da tecnologia moderna para melhorar a sua eficácia. Este facto tem, de facto, informado a tendência da investigação neste domínio de estudo nos últimos tempos.

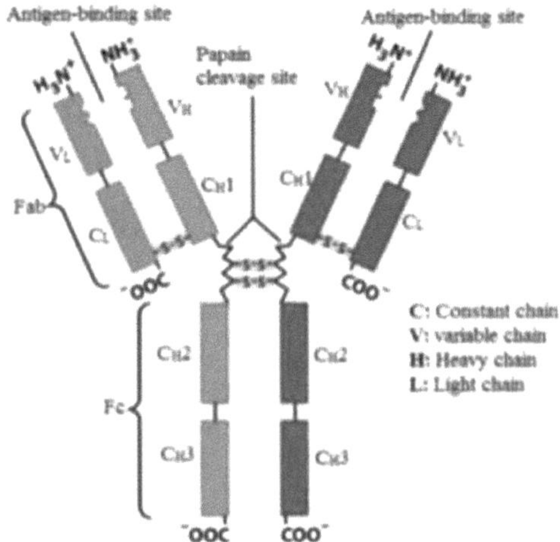

Figura 4. Um diagrama esquemático de uma IgG1 mostrando os vários componentes das cadeias pesada (H) e leve (L) que constituem a IgG1

Tal como indicado no diagrama, toda a estrutura está dividida em duas partes principais: fragmento de ligação ao antigénio (Fab) e fragmento cristalizável (Fc). O Fab é constituído por uma cadeia leve variável (VL), uma cadeia pesada variável (VH), uma cadeia leve constante (CL) e uma cadeia pesada constante (CH) associadas a dois locais de ligação ao antigénio. O Fc é constituído por quatro cadeias pesadas constantes (CH) ligadas ao Fab por ligações dissulfureto [17].

Um agente terapêutico importante que tem sido produzido como resultado da engenharia de anticorpos é o bsAb [19]. Durante décadas, os bsAbs foram postulados como um potencial agente terapêutico para o cancro [20]. Curiosamente, os resultados de estudos recentes confirmaram a sua potência terapêutica e demonstraram que pode ser melhorada [21-23]. Assim, os bsAbs são um agente terapêutico potente adequado para a terapia do cancro. Os bsAbs exercem a sua atividade redireccionando ou recrutando células imunitárias específicas para atingir e destruir as células tumorais, ligando-se e bloqueando simultaneamente duas vias de sinalização que são relevantes para a proliferação, metástase ou crescimento das células tumorais, e aumentando potencialmente a especificidade de ligação *através da* interação com dois antigénios de superfície celular [24]. Ao longo dos anos, o desenvolvimento de bsAbs deparou-se com uma série de desafios de fabrico, incluindo a dificuldade de imunogenicidade, que é uma ocorrência comum, e o baixo rendimento da expressão [25, 26]. No entanto, os avanços tecnológicos permitiram aos cientistas dispor de técnicas sofisticadas para desenvolver bsAbs relativamente estáveis, menos imunogénicos e mais fáceis de produzir com elevado rendimento [27]. Registou-se uma melhoria notável na conceção, construção e desenvolvimento de bsAbs. Isto resultou num aumento do número de bsAbs em desenvolvimento clínico e na prática clínica [23]. De acordo com o formato de desenvolvimento, os BAsAbs podem ser divididos em dois grupos. O primeiro grupo é constituído pelas moléculas do tipo imunoglobulina G (IgG), que são bsAbs do tipo IgG com uma fração Fc para uma função efectora mediada por Fc, que inclui a citotoxicidade mediada por células dependente de anticorpos (ADCC), a fagocitose celular dependente de anticorpos (ADCP) e a citotoxicidade dependente do complemento (CDC) [1, 17]. Algumas das vantagens dos bsAbs do tipo IgG com a fração Fc são o facto de a fração Fc facilitar a purificação após a expressão e, como já foi referido, facilitar a interação bsAb-célula efectora e, devido ao tamanho relativamente grande, ter meias-vidas séricas mais longas, o que pode aumentar a sua potência como agentes terapêuticos [28]. A desvantagem notável é que a porção Fc pode levar a uma ligação fora do alvo e também o seu tamanho relativamente grande pode afetar a sua capacidade de penetração nos tecidos [29]. O segundo grupo é o dos bsAbs não semelhantes a IgG [1]. Estes são relativamente mais pequenos, devido à ausência da fração Fc, e podem levar a uma maior penetração nos tecidos [30]. No entanto, está associada a uma semi-vida sérica curta, o que pode afetar a sua potência. Além disso, a ausência da fração Fc implica que a citotoxicidade mediada por Fc está ausente nos bsAbs sem fragmento Fc [31].

4.2 Formatos de anticorpos biespecíficos (BsAb)

Os dois principais formatos de bsAbs são o formato baseado em IgG (anticorpo convencional) e o formato baseado numa cadeia única [32].

4.2.1 O formato baseado em IgG (anticorpo convencional)

No formato baseado em IgG, a estrutura e a função associada da porção Fc constituem a base para a conceção e construção de bsAbs. Este formato inclui quadromas, knobs-into-holes, Ig de domínio variável duplo (DVD-Ig), Fv de cadeia única de IgG, Fab de ação dupla, troca de meia molécula e corpos κλ [1].

4.2.1.1. Formato Quadroma

Isto envolve a fusão de dois hibridomas diferentes [32]. O primeiro bsAb aprovado para utilização é o catumaxomab, e foi produzido através da tecnologia de quadroma de rato⁄rato por emparelhamento aleatório de cadeias pesadas e leves de Ig (Fig. 2) [23]. Assim, estes bsAbs são constituídos por dois meios anticorpos que têm origem em hibridomas parentais de IgG2a de ratinho e IgG2b de rato [8, 23]. A tecnologia de quadroma de rato⁄rato é capaz de resolver os problemas de emparelhamento da cadeia pesada e da cadeia leve normalmente associados à produção de bsAbs [33]. Tal como previsto, cada um destes hemi bsAbs é efetivamente constituído por uma cadeia leve (L) e uma cadeia pesada (H). No caso de quadromas de rato⁄rato, as cadeias H associam-se a cadeias L da mesma espécie. Assim, a cadeia L da IgG2a do rato emparelha-se com a cadeia H da IgG2a do rato [34]. O mesmo se aplica ao rato. A cadeia L da IgG2b do rato emparelha-se com a cadeia H da IgG2b do rato [34]. Curiosamente, ao contrário do rato, os anticorpos do rato não conseguem ligar-se à proteína A [35], pelo que o emparelhamento indesejável da cadeia H homóloga do rato e outros contaminantes são removidos quando os produtos quadroma são purificados por coluna de proteína A. Não obstante, o formato rato-rato introduz obviamente sequências não humanas que poderiam provocar uma resposta imunogénica para neutralizar a sua função no ser humano. Este é o principal desafio enfrentado por esta tecnologia

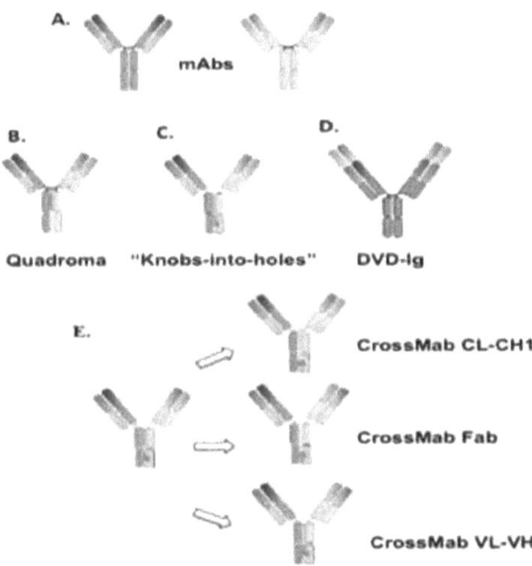

Figura 5. Vários formatos de anticorpos biespecíficos

(A) Anticorpos monoclonais parentais (mAbs). (B) Anticorpo biespecífico funcional heterodimérico obtido com a tecnologia Quadroma. (C) BsAb construído com a tecnologia Knobs-into-holes. (D) BsAbs de imunoglobulina de domínio variável duplo (DVD-Ig) com dois domínios variáveis. (E) BsAbs obtidos com a tecnologia CrossMab.

4.2.1.2. Tecnologia "Knobs-into-holes

A tecnologia Knobs-into-holes foi introduzida como uma técnica melhorada para resolver os homodímeros indesejáveis e o emparelhamento inadequado, e remover os contaminantes relacionados normalmente associados ao desenvolvimento de bsAbs [36]. Estes problemas são resolvidos através da substituição de um aminoácido grande por uma alternativa mais pequena no domínio CH_3 de um anticorpo e vice-versa do outro anticorpo [8]. Assim, são criados "botões" através da substituição de resíduos laterais pequenos por resíduos laterais grandes de um anticorpo e, do mesmo modo, são criados "buracos" de tamanho idêntico aos botões através da substituição de resíduos grandes por resíduos mais pequenos nos outros anticorpos (Fig. 2) [37]. Como tal, os heterodímeros de quaisquer dois anticorpos podem emparelhar-se através de um padrão de botão e orifício [38]. Não obstante, existe a possibilidade de ocorrerem erros de emparelhamento da cadeia leve, o que coloca sérios desafios ao processo. É, por conseguinte, imperativo resolver estes estrangulamentos para concretizar todo o potencial desta tecnologia. Este facto levou à proposta de várias medidas possíveis de remediação, incluindo o desenvolvimento de bsAbs que apresentem cadeias leves comuns, a expressão separada das meias-moléculas que contêm knob e hole em diferentes fábricas de bactérias, a combinação de estratégias knobs-into- holes e CrossMab (Fig. 2) e a introdução de mutações adicionais nas interfaces VH-VL e CHl-CL [39]. O desenvolvimento de bsAbs com cadeias leves comuns pode dar resposta a alguns destes desafios, mas pode limitar as especificidades de ligação e pode não ser aplicável a todos os bsAbs. A adoção de diferentes fábricas de bactérias para a expressão separada de knob e hole com meias-moléculas pode contornar o emparelhamento incorreto das cadeias leves [40]. No entanto, uma das limitações desta estratégia é que a utilização de bactérias como fábrica de expressão pode afetar modificações secundárias importantes e, por conseguinte, as funções principais desta construção. Outra estratégia eficiente que pode ser adoptada para minimizar o erro de emparelhamento da cadeia leve é a combinação de knobs-into-holes e CrossMab. No caso da estratégia CrossMab (Fig. 2), o domínio CHi da cadeia H é trocado pelo domínio C_L constante da cadeia L correspondente [33]. Isto induz o emparelhamento adequado das cadeias leves. O "crossover" mantém a afinidade original de ligação ao antigénio, mas torna os dois braços muito diferentes, de modo a permitir apenas uma interação específica [39]. Existem três formas possíveis de efetuar esta alteração. Assim, a troca entre V_H B e V_L B, CHi e C_L B, e V_H B-CHi e V_L B-C_L B, que ocorrem ao nível do gene [40]. Por último, mas não menos importante, é a introdução de mutações nas interfaces V -V_{HL} e CH -C_{1L} que facilitam o emparelhamento desejado entre as cadeias pesadas e leves no fragmento de ligação ao antigénio (Fab) de uma metade do bsAb. Tal como as outras estratégias, esta estratégia também tem um inconveniente notável, ou seja, envolve mutações extensas nas regiões conservadas do anticorpo [i].

4.2.1.3. Ig de domínio duplamente variável (DVD-Ig)

Na Ig de domínio variável duplo (DVD-Ig), os domínios variáveis de dois anticorpos do tipo IgG são fundidos em tandem para criar um anticorpo do tipo IgG específico duplo (Fig. 2) [41]. Como tal, cada Fab liga-se a dois alvos. Assim, o DVD-Ig é constituído por quatro domínios variáveis (VD) adicionais ligados por um ligante aos terminais N das cadeias pesadas e leves da molécula de IgG [42]. A parte intrigante desta técnica é o facto de o DVD-Ig poder ser gerado a partir de qualquer par de anticorpos convencionais, havendo sempre espaço para modificar ainda mais o bsAb resultante para criar moléculas com valências e especificidades variáveis [43]. Os DVD-Igs partilham propriedades farmacológicas semelhantes às dos IgGi convencionais e também podem ser purificados utilizando a coluna A [44]. Outra construção semelhante à DVD-Ig é o fragmento variável de cadeia única de IgG (IgG-scFv). Este é criado através da fusão do scFv ou de um domínio único variável com os terminais das cadeias leves ou pesadas.

4.2.1.4. Fabrico de dupla ação (DAF)

No Fab de dupla ação (DAF), os locais de ligação do anticorpo ao antigénio são capazes de reconhecer dois antigénios [45]. A geração deste bsAb é feita identificando primeiro um modelo de anticorpo que se liga a um alvo [46]. Subsequentemente, é introduzida uma mutação no seu local de ligação ao antigénio para ser capaz de reconhecer um segundo antigénio. Além disso, o local de ligação ao antigénio é modificado para facilitar uma elevada afinidade [47]. O único obstáculo a esta construção é o facto de não poder ligar-se simultaneamente a dois epítopos diferentes.

4.2.1.5. Troca de meias moléculas

É provável que a IgG4 humana troque meias moléculas no soro e pode resultar na geração de bsAbs de IgG4 através de uma estratégia referida como troca de meias moléculas [48]. Além disso, os bsAbs podem ser gerados a partir de IgG3, IgG2 e IgGl através da introdução de mutações pontuais, por exemplo, no domínio IgGl CH$_3$ [49]. Os anticorpos IgGl são então submetidos a uma troca de meia molécula em condições guiadas para se tornarem bsAbs. A vantagem notável desta estratégia é a possibilidade de exprimir separadamente as IgGs parentais e, por conseguinte, aumentar o repertório das IgGs, o que pode eventualmente traduzir-se na geração de diferentes bsAbs (Fig. 3) [1]. Como demonstrado, os bsAbs gerados por troca de meia molécula são puramente humanos e estão, por conseguinte, associados a uma baixa imunogenicidade [50].

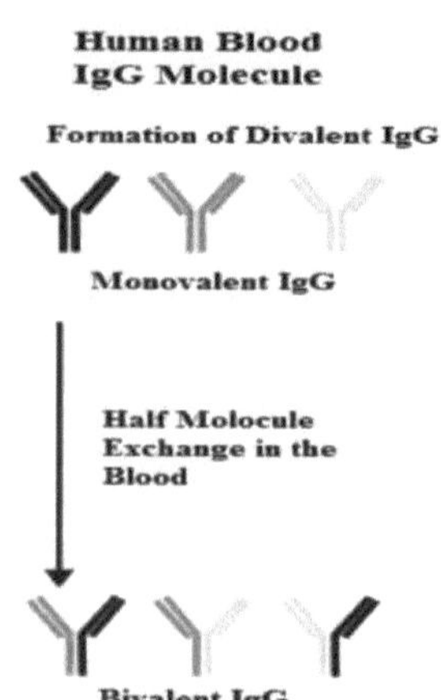

Figura 6. Ilustração de uma troca de meia molécula no sangue humano

4.2.1.6. κλ-corpos

É possível co-expressar numa única célula uma cadeia pesada e duas cadeias leves diferentes (κ e λ) com diferentes especificidades de ligação (Fig. 4) [51]. Isto pode resultar na produção de bsAbs com cadeias leves κ e λ emparelhadas com a mesma cadeia pesada [43]. Nesta tecnologia, os bsAbs resultantes não requerem qualquer forma de modificação porque mantêm o formato completo de IgG humana [52]. Tendo em conta este formato de desenvolvimento, os bsAbs podem ser facilmente purificados a partir do repertório de anticorpos e, por conseguinte, podem ser produzidos à escala industrial.

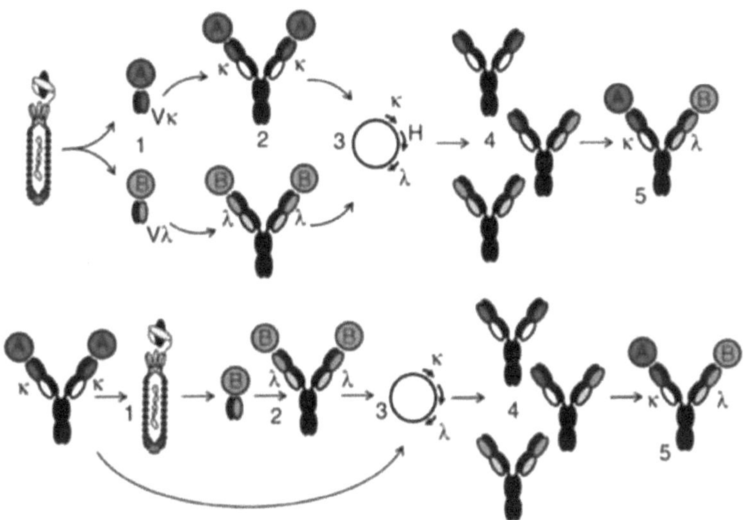

Figura 7. Diagrama esquemático da síntese do κλ-corpo [52]

4.2.2. Formato baseado numa única cadeia

Os anticorpos biespecíficos desenvolvidos a partir do formato de cadeia única incluem bsAbs baseados em fragmentos variáveis de cadeia única (scFv), nanocorpos (vHH), método dock-and lock (DNL) e moléculas biespecíficas [53].

4.2.2.1. BsAbs baseados em fragmentos variáveis de cadeia única (scFv)

Como o nome indica, o scFv é constituído por uma cadeia ligeira variável (V_L) e uma cadeia pesada variável (V_H) [23]. A VL e a VH constituem o lado básico de ligação ao antigénio dos anticorpos [54]. É possível reconstruir e remodelar scFv em dímeros, trímeros ou tetrâmeros, dependendo do comprimento e da posição do ligante e da sequência do anticorpo em questão. Relativamente, os scFvs são mais específicos em termos de atividade do que a IgG convencional [55]. Isto pode ser atribuído à sua constituição estrutural e ao facto de não possuir a fração Fc, que normalmente confere alguma forma de inespecificidade aos anticorpos, como se observa nos anticorpos convencionais que a possuem [56]. Além disso, devido ao seu pequeno tamanho e peso, são capazes de penetrar facilmente nos tecidos, tornando-os candidatos adequados para fins terapêuticos [1]. Existem, por conseguinte, várias aplicações terapêuticas possíveis, que incluem nanocorpos, scFvs em tandem, diacorpos em tandem, formato de diacorpo, diacorpos de cadeia única e moléculas de redireccionamento de dupla afinidade [1] (Fig. 5).

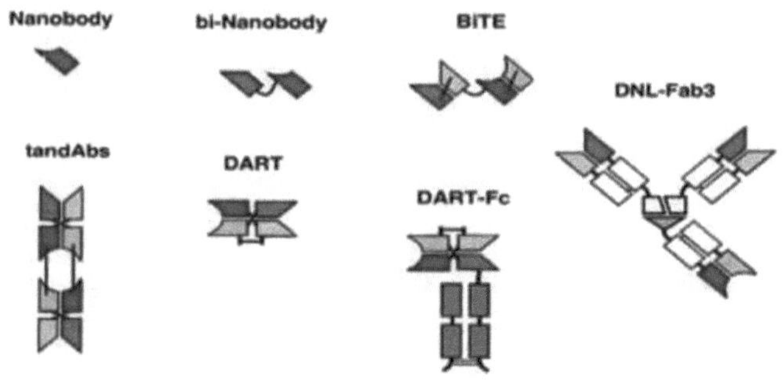

Figura 8. Diagramas esquemáticos de bsAbs baseados em fragmentos variáveis de cadeia simples (scFv) [1]

4.2.2.1.1. Tandem scFvs

Na construção scFv em tandem, dois scFvs são ligados por um péptido flexível que é rico em aminoácidos, glicina e serina [57]. Através da utilização da tecnologia de clonagem molecular, os cDNAs individuais que codificam os domínios variáveis de cada anticorpo parental e os respectivos ligantes são clonados para formar um bsAb de cadeia única [58]. O comprimento do ligante enriquecido com glicina-serina é geralmente de cerca de 5-15 aminoácidos [59]. O arranjo de domínio mais frequentemente usado é V | Λ-linker1-V | | Λ- linker2-VHB-linker3-VLB, onde Λ e B representam os anticorpos parentais designados Λ e B [60]. A sequência de aminoácidos do ligante de ligação é GGGGS (G4S1), onde G e S representam glicina e serina, respetivamente, que pode ser repetida para obter o comprimento necessário do ligante para uma determinada construção [60]. O aspeto interessante desta sequência de aminoácidos é o facto de não ser imunogénica e, por conseguinte, ser adequada para este fim. O comprimento dos vários ligantes nesta construção é muito crítico para a atividade da construção. O comprimento do linker1 e do linker3 determina a situação de polimerização dos scFvs, enquanto o linker2 determina a flexibilidade de movimento entre dois scFvs e, por conseguinte, a sua atividade [61]. Os ligantes, entre outras coisas, optimizam a capacidade de ligação dos scFvs a **ambos os** antigénios alvo. A construção da famosa tecnologia de engate de células T biespecíficas (BiTE) baseia-se neste formato único [62]. Um exemplo notável é o blinatumomab, em que um ligante mais longo da sequência de aminoácidos $(G_4 S)_3$ é colocado entre as cadeias leve e pesada para formar os scFvs individuais [63]. Subsequentemente, é utilizado um ligante curto da sequência de aminoácidos G4S para ligar os dois scFvs em tandem.

4.2.2.1.2. Formato Diabody (Db)

Neste formato, os domínios variáveis de dois anticorpos diferentes são unidos por dois ligantes (Fig. 6) [32]. O V_H do, por exemplo, anticorpo A (primeiro anticorpo) está ligado ao VL do anticorpo B (segundo anticorpo), e o VL do anticorpo A está ligado ao V | | do anticorpo B (V_H A-V_L B e V_L A-V_H B) [64]. Os dois ligantes são constituídos pela sequência de aminoácidos G_4 S [65]. Este formato aumenta a estabilidade da construção. No entanto, devido ao posicionamento dos dois ligantes, a mobilidade dos locais de ligação ao antigénio é restringida, o que pode afetar a função global da construção.

4.2.2.1.3. Diabodies de cadeia simples (ScDb)

É possível construir um diacorpo de cadeia simples a partir do formato de diacorpo através da adição de um ligante de ligação extra entre as cadeias (Fig. 6) [66]. A remoção deste elemento de ligação entre as cadeias reverte o diacorpo de cadeia simples para o formato de diacorpo. Devido ao ligante extra no scDb (55 kDa), este é ligeiramente mais pesado do que o Db (50 kDa)

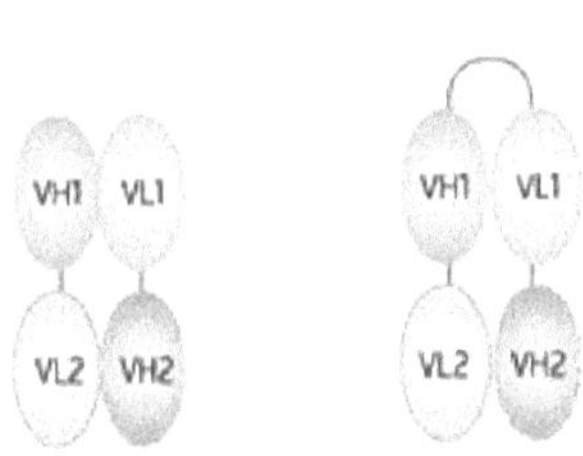

Figura 9. Formato do Diabody (Db) e do Diabody de cadeia simples (ScDb)

4.2.2.1.4. Diacorpos em tandem (TandAbs)

A construção TandAb tetravalente pode ser formada pela ligação de dois pares de domínios VL e VH numa única cadeia polipeptídica (Fig. 7) [67]. Uma vantagem da utilização de TandAb é que, ao contrário de construções de anticorpos mais pequenas, como os BiTEs, apresenta uma semi-vida mais longa devido ao seu peso molecular de 105 kDa [33]. Além disso, apresenta uma elevada potência porque o formato dos TandAbs é bivalente para cada ligação específica.

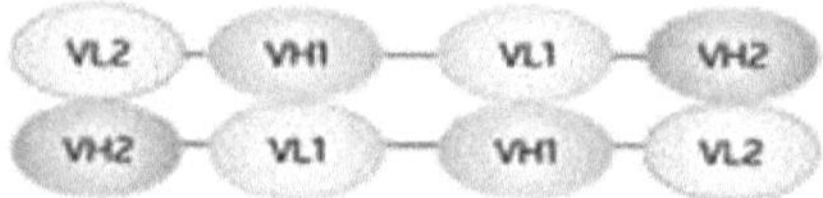

Tandem diabody (TandAb)

Figura 10. Formato dos diacorpos em tandem

1.1.1.1.5. Molécula de redireccionamento de dupla afinidade (DART)

Os DARTs são construídos ligando a V | | Λ (primeira região variável) à V_{LB} (segunda cadeia), e a VHB à V_{LA} (VLA-VHB + V_{LB}-V_{HA}) [68]. O ligante entre as cadeias pesada e leve é constituído por cinco aminoácidos (G_4S). Curiosamente, como o ligante entre os dois domínios do scFv é curto, os dois domínios do mesmo scFv não podem emparelhar-se e, por conseguinte, são obrigados a homodimerizar-se com o seu parceiro homólogo do outro scFv. Isto confere, portanto, algum nível de estabilidade a esta construção. Além disso, a presença de ligações dissulfureto entre cadeias no diacorpo estabiliza a construção. Infelizmente, o tamanho mais pequeno dos DARTs torna-os susceptíveis de serem eliminados, o que é normalmente evitado através da fusão da porção Fc ao DART através da MacroGenics para prolongar a sua semi-vida sérica [1].

4.2.2.2. Nanocorpos

Os nanocorpos são anticorpos de um só domínio com elevada afinidade de ligação que podem ser modificados para produzir domínios variáveis isolados, nomeadamente o domínio variável apenas da cadeia pesada (V_{HH}), mantendo as suas propriedades de ligação ao antigénio [69]. De forma surpreendente, o nanocorpo (V_{HH}) e o Fab podem ser utilizados para construir bsAbs. Para o efeito, clonou-se o V_{HH} A no terminal C do

V B-CH$_{H1}$. Segue-se a heterodimerização de V B-CHI-V$_{HHH}$ A e V$_L$ B-CL para formar o bsAb (S-Fab) [33].

Tendo em conta o facto de o domínio CH3 não afetar diretamente a função e a estrutura do anticorpo, é possível alterar a sequência de alguns locais do domínio CH$_3$ para introduzir propriedades de ligação a antigénios [70]. Isto implica que o CH$_3$ contendo a porção Fc pode ser remodelado em ligantes Fc específicos de antigénio Fcab [33]. Este liga-se a antigénios através da ponta do terminal C de Fc. Isto tornou possível a construção de anticorpos Fv-Fc biespecíficos, em que um fragmento variável de cadeia única de um antigénio desejado é fundido com o terminal C de Fcab [70]. Esta construção tem o mesmo tamanho que a IgG convencional, mas está associada a duas especificidades funcionais [71].

4.2.2.3. Método "Dock-and-lock" (DNL)

O método dock-and-lock (DNL) foi descoberto em 2006 [72]. Este método apresenta um método conveniente e eficaz de criar bsAbs. A sua atividade deriva da associação espontânea de um dímero do péptido DDD2 com 45 aminoácidos, que emana da subunidade reguladora da proteína quinase A dependente de AMPc (PKA), com o péptido de 21 aminoácidos AD2, dos domínios de ancoragem (AD) das proteínas âncora da quinase A humana (AKAP) [72]. Após a associação, formam-se duas ligações dissulfureto que conduzem à formação de um complexo covalente que pode ser retido no soro humano durante mais de uma semana a uma temperatura de 37^0 C.

4.2.2.4. Outras moléculas de bsAbs

As proteínas biespecíficas podem ser construídas ligando um fragmento variável de cadeia única (scFv) a outras moléculas, como citocinas e ligandos, que servem para recrutar células efectoras para fins terapêuticos [23]. Assim, nesta proteína de fusão biespecífica, um scFv monoespecífico é fundido com uma citocina ou ligando para o tornar biespecífico por função [73]. Esta construção não tem a fração Fc e, por conseguinte, está associada a um efeito fora do alvo mínimo [73]. Além disso, ao contrário do scFv, o peso molecular destas proteínas de fusão biespecíficas é geralmente aceitável para uma fácil penetração nos tecidos e uma semi-vida longa no soro, pelo que são adequadas para fins terapêuticos [74]. Este livro descreve em pormenor um método utilizado pelo autor na construção de um anticorpo de fusão biespecífico (scFv-MICA) no capítulo cinco.

4.2.3. Estratégias de extensão da meia-vida sérica de bsAbs baseados em scFv

Os bsAbs baseados em fragmentos variáveis de cadeia única apresentam muitas vantagens, tais como uma maior ou mais fácil penetração nos tecidos devido ao seu tamanho relativamente pequeno, menor imunogenicidade devido à ausência da fração Fc e, mais importante ainda, o facto de serem relativamente fáceis de desenvolver[23]. Além disso, podem ligar-se a antigénios/epítopos que podem ser estericamente inacessíveis à IgG convencional [1]. No entanto, o formato bsAb baseado em scFv tem os seus próprios desafios que requerem uma intervenção decisiva. Estes desafios devem-se principalmente ao seu tamanho relativamente pequeno, o que resulta numa semi-vida sérica curta e, por conseguinte, em tempos de retenção fracos nas células alvo [75]. Por conseguinte, isto afecta o potencial terapêutico do formato bsAb baseado em scFv. Esta limitação funcional pode ser resolvida se a semi-vida sérica for prolongada. Para o efeito, foram introduzidas várias estratégias na tentativa de prolongar a semi-vida sérica para aumentar o potencial terapêutico dos bsAbs baseados em scFv. Estas estratégias incluem a ylação com polietilenoglicol (PEG), a fusão com albumina de soro humano (HSA) ou com uma porção de ligação à albumina, a fusão de fragmentos Fc e a multimerização [76].

4.2.3.1. Ylação do polietilenoglicol (PEG)

A meia-vida sérica do bsAb baseado em scFv pode ser prolongada ligando-lhe PEG [1]. É o principal método utilizado para prolongar o tempo de residência das proteínas no sangue e com potencial para reduzir também a imunogenicidade. A PEGilação funciona através da conjugação covalente de uma molécula de PEG linear ou ramificada com o fragmento de anticorpo através de uma reação de conjugação aleatória ou específica do local [77]. A conjugação aleatória de PEG é geralmente efectuada através de um ligante reativo à amina, como o éster *de* N-hidroxi-succinimida (NHS), que se conjuga com resíduos de lisina [78]. Estes reagentes PEG são normalmente utilizados para prolongar a semi-vida sérica de vários fragmentos de anticorpos e os resultados têm sido relativamente favoráveis. No entanto, o NHS PEG pode afetar diretamente a atividade desta construção, diminuindo a sua afinidade de ligação [79]. Isto deve-se ao facto de os reagentes NHS PEG poderem reagir com a água, com diferentes lisinas, bem como com outros grupos nucleófilos na construção [80]. Por conseguinte, isto leva à formação de produtos heterogéneos com PEG que frequentemente se conjugam perto ou no local de ligação. Este problema pode ser resolvido adoptando a conjugação PEG específica do local. Assim, o PEG é fixado numa posição distal do local de ligação do antigénio na construção [81].

4.2.3.2. Fusão com albumina de soro humano (HSA) ou com uma fração de ligação à albumina

A ligação de HSA ou de uma porção de ligação à albumina à construção de um bsAb baseado em scFv pode prolongar a sua semi-vida sérica [1]. Ao contrário do PEG, o HSA fundido não tem qualquer efeito adverso na afinidade de ligação ao antigénio da construção e, como tal, é a estratégia mais popular utilizada pela maioria dos engenheiros de anticorpos para prolongar a semi-vida sérica, até então curta, da construção bsAb baseada em scFv [74]. Para além do seu objetivo principal de aumentar o peso molecular da construção, também induz e promove a reciclagem da construção, prolongando assim a sua meia-vida [74].

4.2.3.3. Fusão de fragmentos Fc

A fusão da fração Fc com bsAbs baseados em scFv não só aumenta o seu peso molecular e, por conseguinte, prolonga a semi-vida sérica, como também, tal como o HSA, inicia e promove a reciclagem [82]. No entanto, a fusão da fração Fc na construção de bsAb baseada em scFv pode resultar num efeito fora do alvo. O DART MGD007 com Fc utilizado na terapia do cancro do cólon é um exemplo notável [1].

4.2.3.4. Multimerização

Isto é conseguido através da otimização da meia-vida, modulando o tamanho e a especificidade de ligação da construção bsAb baseada em scFv [83].

4.3. Aplicação clínica dosbsAbs

A construção bsAb pode ser utilizada para aproximar as células imunitárias efectoras das células tumorais, bloquear as vias de sinalização que promovem o crescimento tumoral, visar a angiogénese tumoral e também como veículo de entrega [23].

4.3.1. Os BsAbs actuam para aproximar as células imunitárias efectoras das

células tumorais

As células Natural Killer (NK) e as células T desempenham um papel fundamental na resposta imunitária contra as células tumorais [84]. No entanto, estas células tumorais são capazes de escapar à vigilância imunitária através da criação de mecanismos que lhes permitem passar despercebidas. No entanto, a história de sucesso da imunoterapia nos últimos tempos tem proporcionado soluções práticas para estes desafios. Uma dessas estratégias é o uso debsAbs para redirecionar ou recrutar células T/NK para as células tumorais para exercer sua citotoxicidade sobre as células tumorais, o que leva à lise das células tumorais [85]. Assim, é estabelecida uma sinapse citolítica transitória entre as células efectoras (células NK/T) e as células tumorais [86]. Outras células efectoras que exercem efeitos de eliminação de tumores são os macrófagos, monócitos e granulócitos.

Por conseguinte, os BsAbs como o Triomab, BiTE, TandAbs e DART são utilizados no tratamento de doentes com cancro, adoptando os mecanismos acima descritos [23].

4.3.1.1. TriomAbs

Tal como o nome indica, os bsAbs Triomab são trifuncionais, com um braço direcionado para o antigénio específico das células tumorais, o segundo braço direcionado para as células efectoras, como as células T/NK, e a porção Fc direcionada para as células efectoras, como as células NK, as células T, os micrófagos e as células dendríticas [87]. A ativação destas células efectoras leva à libertação de citocinas e quimiocinas que sustentam a resposta imunitária contra a célula tumoral. Assim, a ativação das células T resulta na libertação de citocinas como o TNF-α e o IFN-γ, e a estimulação de células efectoras com expressão positiva de FcγR resulta na libertação de níveis elevados de citocinas pró-inflamatórias, incluindo IL-6, IL-12, GM-CSF e DC-CK1 [88]. Até agora, a tecnologia TriomAbs tem sido impressionante e bem sucedida como agente terapêutico para o cancro [89]. São produzidos por hibridomas de ratinho-rato com elevado rendimento e pureza [32]. A purificação deste bsAb é muito difícil porque está misturado com subprodutos como os anticorpos monoespecíficos e o emparelhamento da cadeia L. No entanto, os bsAbs podem ser facilmente purificados por proteína A. E o facto de as cadeias L/H do rato e da ratazana se associarem preferencialmente, o mispairing da cadeia L/H é normalmente reduzido para cerca de 10% [1].O primeiro bsAb da família Triomab aprovado para o tratamento do cancro foi o catumaxomab [1]. Este bsAb foi desenvolvido através da coexpressão de IgG2b de rato e IgG2a de ratinho numa única célula hospedeira [90]. Este bsAb está associado a uma semi-vida longa no soro, o que o torna um candidato adequado para a terapia do cancro. Além disso, os bsAbs da família Triomab demonstraram resultados clínicos favoráveis nos doentes que os utilizaram [1]. O medicamento é administrado por infusão intraperitoneal de 10-150µg cinco vezes num período de 9 a 13 dias e está atualmente a ser submetido a ensaios clínicos para possível utilização no tratamento do cancro do ovário, do cancro gastrointestinal, do cancro do pulmão de células não pequenas, do cancro da mama e da carcinomatose peritoneal [1]. Não obstante, foram comunicados poucos efeitos secundários, como náuseas, vómitos e febre transitória, relativamente aos bsAbs Triomab, embora ligeiros [91]. O Ertumaxomab, que tem como alvo o HER2/neu, que se encontra sobre-expresso nas células do cancro da mama, e o lymphomun (FBTA05), que tem como alvo o CD20 e o CD3 nas células B e nas células T, são outros exemplos notáveis de bsAbs Triomab [58].

4.3.1.2. BiTE

Os activadores de células T biespecíficos (BiTEs) são desenvolvidos através da fusão de um scFv anti-CD3 com um scFv antigénio associado a tumor (anti-TAA) através do ligante G4S [92]. O primeiro BiTE bsAbs aprovado pela FDA para a leucemia linfoblástica aguda de células B foi o blinatumomab [93]. O blinatumomab tem como alvo as células T CD3 e os tumores malignos de células B com expressão de CD19 [94]. Demonstrou uma capacidade potente de destruição de tumores, aproximando as células T e as células tumorais [95]. Esta atividade resulta no influxo de proteases granzimáticas que fornecem componentes essenciais para a sinapse citolítica formada entre as células alvo e as células T [96]. Subsequentemente, as células T começam a proliferar, o que resulta na libertação de várias citocinas, incluindo TNF-α, IFN-γ, IL-6, IL-2, IL-4 e IL-10 [97]. Estes fármacos são administrados através de um sistema de porta implantado e, subsequentemente, o doente é colocado sob observação durante 3-7 dias [1]. O tratamento do cancro com blanitumomab está associado a algumas dificuldades, como a neurotoxicidade e a possibilidade de os doentes desenvolverem resistência no decurso do tratamento [98]. O BiTE tem um tamanho relativamente pequeno, pelo que pode ser facilmente eliminado pelos rins. Por conseguinte, os doentes precisam de mudar o saco de perfusão a cada 48 horas, o que é bastante aborrecido [93].

4.3.1.3. DARTs

Os anticorpos biespecíficos (bsAb) desenvolvidos a partir da tecnologia DART são muito estáveis, com uma imunogenicidade mínima atribuível ao seu tamanho mínimo de ligação [1]. Assim, os DART são capazes de formar contactos estáveis entre o efector e as células alvo porque são estruturalmente compactos e estáveis [99]. Isto deve-se ao facto de a ligação covalente entre as duas cadeias restringir o movimento dos locais de ligação ao antigénio. Estudos demonstraram que o DART CD19 x CD3 (bsAb) contra o linfoma de células B é mais potente do que a alternativa em BiTE [24]. Por conseguinte, os DART parecem ser mais potentes do ponto de vista clínico do que os BiTE, sendo por isso o agente preferido [23]. Tendo em conta este facto, foram gerados mais de 70 bsAbs DART [24]. A atividade funcional dos DARTs decorre de diferentes mecanismos, incluindo a ativação de células efectoras que matam o tumor, a orientação para citocinas ou receptores e a ligação a epítopos patogénicos [1]. Atualmente, dois destes agentes encontram-se em diferentes níveis de ensaios clínicos. Um exemplo notável desta construção é o MGD006, que foi concebido para tratar a leucemia mieloide aguda (LMA), redireccionando as células T para matar as células leucémicas [100]. Este agente pode ser identificado com dois braços específicos que visam o CD123 nas células estaminais leucémicas e o CD3 nas células T, respetivamente [100].

4.3.1.4. TeAbs

As construções geradas por TandAb são constituídas por quatro sítios de ligação sem uma fração Fc. São relativamente grandes, com um peso molecular de cerca de 114 kDa [101]. Por conseguinte, este facto confere-lhes uma semi-vida sérica mais longa em comparação com outras construções, como os BiTEs e os diacorpos. Esta construção apresenta uma elevada afinidade de ligação ao alvo porque exibe uma atividade de ligação bivalente para cada especificidade [101]. Os TandAbs funcionam estabelecendo contacto entre as células imunitárias e as células tumorais para induzir citotoxicidade nas células tumorais [102]. Um exemplo notável desta construção é o bsAb tetravalente com um domínio murino anti-CD30 denominado AFM13 [103]. Esta construção recruta células NK através de CD16A para induzir citotoxicidade em células tumorais que expressam CD30 [101]. Além disso, outro TandAb AFM11 com CD-19 como construção de anti-domínio recruta células T para induzir citotoxicidade em linfomas CD19 positivos [32]. Os doentes submetidos a tratamento com esta construção podem apresentar anemia e uma resposta antidroga.

4.3.2. Bloquear as vias de sinalização que promovem o desenvolvimento do tumor

Nos últimos tempos, o interesse pelos cancros tem vindo a revelar que estão envolvidas múltiplas vias de sinalização no seu desenvolvimento e progressão. Estas múltiplas vias de sinalização, que exercem actividades únicas ou sobrepostas, estão envolvidas na patogénese de vários cancros. A melhor opção de tratamento consiste em atingir simultaneamente estas múltiplas vias de sinalização com bsAbs para inibir completamente o desenvolvimento das células cancerosas.

4.3.2.1. HSA corpo bsAbs

Um exemplo notável de bsAbs com corpo HSA é o MM-111, que foi construído através da fusão de dois scFv com um HSA modificado [1]. Este bsAb único tem como alvo as vias de sinalização HER2 e HER3 em simultâneo [1]. Visar estas duas vias de sinalização é o caminho a seguir no tratamento do cancro, porque enquanto o HER2 é um alvo certificado para a maioria dos cancros, a sinalização HER3 é um mecanismo importante de resistência aos inibidores do HER2 [104]. Por conseguinte, visar simultaneamente o HER2 e o HER3 conduzirá obviamente a uma resposta mais eficaz ao tratamento. Este bsAb está a ser experimentado clinicamente em doentes com tumores sólidos que expressam HER2. Além disso, estão atualmente em curso ensaios clínicos deste bsAb e do trastuzumab [105].

4.3.2.2. ScFv-IgGs

Outro bsAb importante que se encontra atualmente na fase I do ensaio clínico em doentes com carcinoma hepatocelular é o MM-141 [106]. O MM-141 foi construído através da fusão de dois scFvs na região constante de um IgG (anticorpo convencional) [1]. Assim, o MM-141 é um bsAb do tipo IgG que tem como alvo o recetor do fator de crescimento semelhante à insulina I (IGF-IR) e o HER3 [1]. Curiosamente, ambos os receptores ativam a via de sinalização PI3K/AKT/mT0R, mecanismo de resistência direcionada. Assim, o direcionamento de IGF-IR e HER3 simultaneamente com MM-

141 inibe o mecanismo de resistência a jusante [107].

4.3.2.3. Anticorpo dois-em-um

A sinalização desregulada do HER3 e do EGFR está envolvida na patogénese de cancros como os cancros colorrectal, do pescoço e da cabeça [108]. Por conseguinte, a melhor opção de tratamento para estes cancros é a co-objetivação simultânea destes receptores. O duligotuzumab é um exemplo de um anticorpo dois-em-um, e é um anticorpo humanizado derivado de um fago [109]. A utilização de apenas um inibidor do EGFR (cetuximab) no tratamento do cancro conduz geralmente ao desenvolvimento de resistência ao anti-EGFR [110]. No entanto, quando se utiliza o duligotuzumab, que visa simultaneamente o EGFR e o HER3, a tendência para a resistência aos fármacos é minimizada, enfatizando o facto de que o tratamento simultâneo de múltiplas vias de sinalização que, em conjunto, funcionam para promover o desenvolvimento do cancro é o caminho a seguir [111]. No entanto, o duligotuzumab apresenta efeitos secundários como náuseas, desidratação, neutropenia e hipocalemia [112].

4.3.3. BsAbs que visam a angiogénese tumoral

As células tumorais necessitam de oxigénio e nutrientes para sobreviver [113]. A criação de vasos sanguíneos é, por conseguinte, um passo essencial no desenvolvimento de um tumor [114] . Os tumores sólidos com menos de 1 a 2 milímetros cúbicos são bem vascularizados; contudo, para além do volume crítico de 2 milímetros cúbicos, as células tumorais ficam privadas de oxigénio e de nutrientes essenciais [115]. Isto leva a um estado de hipoxia celular que desencadeia alterações no comportamento das células tumorais e marca o início da angiogénese tumoral. O recetor 2 do fator de crescimento endotelial vascular (VEGFR2), o VEGFR3, o fator de crescimento endotelial A (VEGFA), as angiopoietinas e os factores de crescimento derivados das plaquetas (PDGF) são múltiplas proteínas angiogénicas diretamente envolvidas na angiogénese tumoral [115]. Como tal, muitas terapias contra o cancro têm como alvo estas proteínas. Os estudos revelaram que a dupla orientação destas proteínas angiogénicas conduz a resultados superiores. O RG7221 é um CrossMab humano do tipo IgG1 que tem como alvo duas importantes proteínas angiogénicas, o VEGFA e a angiopoietina-2 (Ang-2) [1]. O RG7221 encontra-se atualmente em fase II de ensaios clínicos em doentes com cancro colorrectal [116]. Embora potente, apresenta efeitos secundários como fadiga, cefaleias, astenia e hipertensão, que devem ser controlados durante o período de tratamento [23].

4.3.4. BsAbs como veículo de entrega

Outra aplicação possível dos bsAbs é a sua utilização como veículo para a libertação de cargas úteis, como fármacos, nanopartículas e radiomarcadores [117]. Os bsAbs transportam o fármaco especificamente para os alvos e, por conseguinte, estão associados a um baixo nível de toxicidade [118]. Mais uma vez, esta estratégia prolonga significativamente o tempo de retenção no soro e melhora a relação tumor/sangue. Um exemplo notável é a construção biespecífica TF2 desenvolvida através da tecnologia DNL, que é utilizada para imagiologia tumoral e radioimunoterapia [119]. O TF2 tem como alvo específico o CEA e o hapteno marcado com 99mT histamina-succinilglicina (HSG) [17]. O TF2 também pode ser utilizado para a marcação de HHnHSG/177LuHSG e CEA para radioimunoterapia de neoplasia colorrectal e 68GaHSG e CEA para tomografia por emissão de positrões imunes [1].

Referência

1.   Fan G, Wang Z, Hao M, Li J: **Anticorpos biespecíficos e suas aplicações**. *Jornal de hematologia e oncologia* 2015, **8**(1):130.

2.   Asokan M, Rudicell R, Louder M, McKee K, O'Dell S, Stewart-Jones G, Wang K, Xu L, Chen X, Choe M: **Anticorpos biespecíficos que visam diferentes epítopos no envelope do VIH-I exibem uma neutralização ampla e potente**. *Journal of virology* 2015, **89**(24):12501-12512.

3.   Shin VY, Chu K-M: **MiRNA as potential biomarkers and therapeutic targets for gastric cancer**. *Revista mundial de gastroenterologia: WJG* 2014, **20**(30):10432.

4.   Glassman PM, Balthasar JP: **Considerações mecanicistas para a utilização de anticorpos monoclonais na terapia do cancro**. *Cancer biology & medicine* 2014,**11**(1):20.

5.   Walsh G: **Biopharmaceutical benchmarks 2014**. *Nature biotechnology* 2014, **32**(10):992-1000.

6.   Jain KK: **Terapia celular do cancro**. In: *Aplicações da Biotecnologia em Oncologia*. Springer; 2014: 473-507.

7. Weiner GJ: **Construir melhores terapêuticas baseadas em anticorpos monoclonais**. *Nature reviews Cancer* 2015,**15**(6):361.

8. Krah S, Sellmann C, Rhiel L, Schroter C, Dickgiesser S, Beck J, Zielonka S, Toleikis L, Hock B, Kolmar H: **Engenharia de anticorpos biespecíficos com emparelhamento de cadeia definido**. *Nova Biotecnologia* 2017.

9. Wagner K, Kwakkenbos MJ, Claassen YB, Maijoor K, Bohne M, van der Sluijs KF, Witte MD, van Zoelen DJ, Cornelissen LA, Beaumont T:

O anticorpo biespecífico gerado com sortase e química de clique tem ampla atividade anti-vírus da gripe. *Actas da Academia Nacional de Ciências* 2014,**111**(47):16820-16825.

10. Zielonka S: **O tubarão ataca duas vezes: Geração de domínios de anticorpos vNAR mono e biespecíficos de alta afinidade por meio de maturação de afinidade passo a passo**. Technische Universitat; 2015.

11. Landgraf K, Steiger DP, Williams SR, Martin Jr DW, Gebhart D, Baron T: **Fragmentos variáveis inseríveis de anticorpos e domínios a1-a2 modificados de ligandos nkg2d**. In.: Google Patents; 2016.

12. Boenisch T: **Anticorpos**. *Guia Educacional Métodos de Coloração Imunohistoquímica Quinta Edição* 2009:1.

13. Kim SJ, Park Y, Hong HJ: **Engenharia de anticorpos para o desenvolvimento de anticorpos terapêuticos**. *Molecules & Cells (Springer Science & Business Media BV)* 2005,**20**(1).

14. Herold EM, John C, Weber B, Kremser S, Eras J, Berner C, Deubler S, Zacharias M, Buchner J: **Determinantes da montagem e função dos domínios variáveis de anticorpos**. *Scientific Reports* 2017, **7**(1):12276.

15. Zabrady M: **Imunomodulação como ferramenta proteómica funcional para o estudo da sinalização de citocininas em Arabidopsis thaliana**. Masarykova univerzita, Prirodovedecka fakulta; 2015.

16. Foltz IN, Gunasekaran K, King CT: **Descoberta e bio-otimização de terapêuticas de anticorpos humanos utilizando a plataforma de rato transgénico XenoMouse®**. *Immunological reviews* 2016, **270**(1):51-64.

17. O Acheampong D, K Adokoh C, Ampomah P, S Agyirifor D, Dadzie I, A Ackah F, A Asiamah E: **Bispecific Antibodies (bsAbs): Agentes imunoterapêuticos promissores para a terapia do cancro**. *Cartas de proteínas e péptidos* 2017, **24**(5):456-465.

18. Murphy AJ, Macdonald LE, Stevens S, Karow M, Dore AT, Pobursky K, Huang TT, Poueymirou WT, Esau L, Meola M: **Os ratinhos com humanização megabase dos seus genes de imunoglobulina geram anticorpos tão eficientemente como os ratinhos normais**. *Actas da Academia Nacional de Ciências* 2014,**111**(14):5153-5158.

19. Niwa R, Satoh M: **O estado atual e as perspectivas da engenharia de anticorpos para uso terapêutico: foco na tecnologia de glico-engenharia**. *Journal of pharmaceutical sciences* 2015,**104**(3):930-941.

20. Florczuk M, Szpechcinski A, Chorostowska-Wynimko J: **miRNAs as Biomarkers and Therapeutic Targets in Non-Small Cell Lung Cancer: Perspectivas actuais**. *Oncologia direcionada* 2017:1-22.

21. Li B, Xu L, Xie K, Tao F, Li R, Gu H, Fang J: **Eficácia antitumoral melhorada através do recrutamento de macrófagos como células efectoras através de anticorpos biespecíficos mediados por CD89**. In.: AACR; 2017.

22. Macor P, Secco E, Mezzaroba N, Zorzet S, Durigutto P, Gaiotto T, De Maso L, Biffi S, Garrovo C, Capolla S: **Anticorpos biespecíficos que visam antigénios associados a tumores e reguladores do complemento neutralizantes aumentam a eficácia da imunoterapia baseada em anticorpos em ratinhos**. *Leucemia* 2015, **29**(2):406.

23. Kontermann RE, Brinkmann U: **Anticorpos biespecíficos**. *Drug discovery today* 2015,**20**(7):838-847.

24. Spiess C, Zhai Q, Carter PJ: **Formatos moleculares alternativos e aplicações terapêuticas para anticorpos biespecíficos**. *Molecular immunology* 2015, **67**(2):95-106.

25. DiGiandomenico A, Keller AE, Gao C, Rainey GJ, Warrener P, Camara MM, Bonnell J, Fleming R, Bezabeh B, Dimasi N: **Um anticorpo biespecífico multifuncional protege contra Pseudomonas aeruginosa**. *Science translational*

medicine 2014, **6**(262):262ra155-262ra155.

26. Mitragotri S, Burke PA, Langer R: **Superar os desafios na administração de produtos biofarmacêuticos: estratégias de formulação e entrega**. *Nature reviews Drug discovery* 2014,**13**(9):655.

27. Sodoyer R: **The History of Therapeutic Monoclonal Antibodies (A história dos anticorpos monoclonais terapêuticos**). *Biosimilares de Anticorpos Monoclonais: A Practical Guide to Manufacturing, Preclinical, and Clinical Development* 2016:1-62.

28. Sliwkowski MX, Mellman I: **Terapêutica de anticorpos no cancro**. *Science* 2013,**341**(6151):1192-1198.

29. Nam J, Jung S, Hwang S, Song J, Kim S: **Sistemas inteligentes de administração de medicamentos baseados em nanopartículas inorgânicas**. *Nanocarreadores Farmacêuticos Inteligentes* 2015:415.

30. Wang Y, Tian Z, Thirumalai D, Zhang X: **Recetor Fc neonatal (FcRn): um novo alvo para anticorpos terapêuticos e engenharia de anticorpos**. *Journal of drug targeting* 2014, **22**(4):269-278.

31. Lewis GK: **Papel da função do anticorpo mediado por Fc na imunidade protetora contra o HIV-1**. *Immunology* 2014,**142**(1):46-57.

32. Zhang X, Yang Y, Fan D, Xiong D: **O desenvolvimento de anticorpos biespecíficos e suas aplicações no escape imunológico do tumor**. *Hematologia experimental e oncologia* 2017, **6**(1):12.

33. Yang F, Wen W, Qin W: **Anticorpos biespecíficos como uma plataforma de desenvolvimento para novos conceitos e estratégias de tratamento**. *Revista internacional de ciências moleculares* 2016,**18**(1):48.

34. Labrijn AF, Meesters JI, Bunce M, Armstrong AA, Somani S, Nesspor TC, Chiu ML, Altintaş I, Verploegen S, Schuurman J: **Geração eficiente de anticorpos murinos biespecíficos para investigações pré-clínicas em modelos de roedores singênicos**. *Relatórios Científicos* 2017, **7**.

35. Kobayashi T, Takahashi M, Jirintai S, Nagashima S, Nishizawa T, Okamoto H: **Caracterização e mapeamento de epítopos de anticorpos monoclonais criados contra a proteína do capsídeo do vírus da hepatite E do rato: Uma avaliação da**

sua atividade neutralizante num sistema de cultura de células. *Journal of Virological methods* 2016, **233**:78-88.

36. Shatz W, Chung S, Li B, Marshall B, Tejada M, Phung W, Sandoval W, Kelley RF, Scheer JM: **A produção de anticorpos Knobs-into-holes em linhas celulares de mamíferos revela que a afucosilação assimétrica é suficiente para uma citotoxicidade celular completa dependente de anticorpos**. In: *MAbs: 2013*. Taylor &Francis: 872-881.

37. Arathoon WR, Carter PJ, Merchant AM, Presta LG: **Método para a produção de anticorpos multiespecíficos com componentes heteromultiméricos e comuns**. In.: Google Patents; 2014.

38. Spiess C, Merchant M, Huang A, Zheng Z, Yang N-Y, Peng J, Ellerman D, Shatz W, Reilly D, Yansura DG: **Anticorpos biespecíficos com arquitetura natural produzidos por co-cultura de bactérias que expressam dois meios-anticorpos distintos**. *Nature biotechnology* 2013, **31**(8):753-758.

39. Schaefer W, Regula JT, Bahner M, Schanzer J, Croasdale R, Dürr H, Gassner C, Georges G, Kettenberger H, Imhof-Jung S: **Crossover de domínios de imunoglobulina como abordagem genérica para a produção de anticorpos IgG biespecíficos**. *Actas da Academia Nacional de Ciências* 2011, **108**(27):11187-11192.

40. Vincent KJ, Zurini M: **Estratégias actuais na engenharia de anticorpos: Engenharia Fc e ligação antigénica dependente do pH, anticorpos biespecíficos e conjugados anticorpo-fármaco**. *Revista Biotecnologia* 2012, **7**(12):1444-1450.

41. Wu C, Ying H, Grinnell C, Bryant S, Miller R, Clabbers A, Bose S, McCarthy D, Zhu R-R, Santora L: **Atuação simultânea de múltiplos mediadores de doença por uma imunoglobulina de domínio variável duplo**. *Nature biotechnology* 2007, **25**(11):1290.

42. Jakob CG, Edalji R, Judge RA, DiGiammarino E, Li Y, Gu J, Ghayur T: **A estrutura revela a função da molécula de imunoglobulina de domínio variável duplo (DVD-Ig™)**. *InrMAbs: 2013*. Taylor & Francis: 358-363.

43. Ayyar BV, Arora S, O'Kennedy R: **A maioria dos anticorpos na terapêutica do cancro**. *Tendências em ciências farmacológicas* 2016, **37**(12):1009-1028.

44. Adamson P, Ertl PF, Germaschewski V, Gough GW, Steward M: **Combinação de um antagonista tnf-alfa e um antagonista vegf para utilização no tratamento ou prevenção de doenças do olho**. In.: Google Patents; 2010.

45. Eigenbrot C, Fuh G: **Anticorpos Two-in-One com Fabs de dupla ação**. *Opinião atual em biologia química* 2013,**17**(3):400-405.

46. Jiang G, Lee CW, Wong PY, Gazzano-Santoro H: **Avaliação de formatos de ensaio semi-homogéneos para anticorpos de especificidade dupla**. *Jornal de métodos imunológicos* 2013, **387**(1):51-56.

47. Koenig P, Lee CV, Sanowar S, Wu P, Stinson J, Harris SF, Fuh G: **Projeto guiado por sequenciamento profundo de um anticorpo de dupla especificidade de alta afinidade para atingir dois fatores angiogênicos na degeneração macular relacionada à idade neovascular**. *Journal of Biological Chemistry* 2015, **290**(36):21773-21786.

48. Yang X, Ambrogelly A: **Aumentando o repertório de plataformas de anticorpos monoclonais terapêuticos: domesticando a troca de meia molécula para produzir anticorpos biespecíficos IgG4 e IgGl estáveis**. *Opinião atual em biotecnologia* 2014, **30**:225-229.

49. Labrijn AF, Meesters JI, Priem P, De Jong RN, Van Den Bremer ET, Van Kampen MD, Gerritsen AF, Schuurman J, Parren PW: **Troca controlada de braços Fab para a geração de IgGl biespecífica estável**. *nature protocols* 2014, **9**(10):2450-2463.

50. Skegro D, Stutz C, Oilier R, Svensson E, Wassmann P, Bourquin F, Monney T, Gn S, Blein S: **Troca de interface de domínio de imunoglobulina como uma tecnologia de plataforma para a geração de heterodímeros Fc e anticorpos biespecíficos**. *Journal of Biological Chemistry* 2017, **292**(23):9745-9759.

51. Fischer N, Elson G, Magistrelli G, Dheilly E, Fouque N, Laurendon A, Gueneau F, Ravn U, Depoisier J-F, Moine V: **Explorando cadeias leves para a geração escalável e purificação de plataforma de IgG biespecífica humana nativa**. *Comunicações da natureza* 2015, **6**.

52. van den Bremer ET, Labrijn AF, van den Boogaard R, Priem P, Scheffler K, Melis JP, Schuurman J, Parren P, de Jong RN: **A espetrometria de massa Cysteine-SILAC**

permite a identificação e quantificação de ligações dissulfeto inter-cadeia embaralhadas: preservação do emparelhamento nativo da cadeia pesada-luz em IgGs biespecíficas geradas por troca controlada de braços Fab. *Analytical Chemistry* 2017.

53.	Blokzijl A, Zieba A, Hust M, Schirrmann T, Helmsing S, Grannas K, Hertz E, Moren A, Chen L, Soderberg O: **Anticorpos de cadeia única como ferramentas para estudar as proteínas SMAD reguladas pelo fator de crescimento transformador-β em rastreios farmacológicos baseados na ligação de proximidade**. *Molecular & Cellular Proteomics* 2016,**15**(6):1848-1856.

54.	DeKosky BJ, Lungu OI, Park D, Johnson EL, Charab W, Chrysostomou C, Kuroda D, Ellington AD, Ippolito GC, Gray JJ: **Sequência em grande escala e comparações estruturais de repertórios de anticorpos humanos ingénuos e experientes em antigénios**. *Actas da Academia Nacional de Ciências* 2016,**113**(19):E2636-E2645.

55.	Du X-j, Zhou X-η, Li P, Sheng W, Ducancel Fdr, Wang S: **Desenvolvimento de um imunoensaio para cloranfenicol baseado na preparação de um anticorpo específico de fragmento variável de cadeia única**. *Jornal de química agrícola e alimentar* 2016, **64**(14):2971-2979.

56.	KOVAR D: **Sensores imunoespecíficos baseados em nanopartículas e nanoestruturas**. Masarykovauniverzita, Prirodovedecka fakulta; 2015.

57.	Gallo E, Snyder AC, Jarvik JW: **Engenharia de Fv de cadeia única em tandem como célula**

repórteres de superfície com propriedades melhoradas de deteção de fluorescência. *Engenharia, Conceção e Seleção de Proteínas* 2015, **28**(10):327-337.

58.	Grandjenette C, Dicato M, Diederich M: **Anticorpos biespecíficos: um arsenal inovador para caçar, agarrar e destruir células cancerígenas**. *Biotecnologia farmacêutica atual* 2015,**16**(8):670-683.

59.	Hazlett K, Gosselin E, Sellati T, Zarrella T: **Proteína de fusão para aumentar a imunogenicidade do antigénio bacteriano/imunogénio**. In.: Google Patents; 2016.

60.	Compte M, Alvarez-Cienfuegos A, Nunez-Prado N, Sainz-Pastor N, Blanco-Toribio A, Pescador N, Sanz L, Alvarez-Vallina L: **Comparação funcional de** anticorpos biespecíficos baseados em anti-CD3 de cadeia única e de duas cadeias em aplicações de imunoterapia genética. *Oncoimunology* 2014, 3(5):e28810.

61. Shan G-Y, Zhang J-H, Fan Q-X: **Análise da relação entre a conformação molecular do fragmento variável de cadeia única e as atividades biológicas in vitro por modelagem**. *Jornal de Nanociência Computacional e Teórica* 2014,11(4):1100-1106.

62. Smits NC, Sentman CL: **Engagers biespecíficos de células T (BiTEs) como tratamento do linfoma de células B**. *Jornal de Oncologia Clínica* 2016, 34(10):1131-1133.

63. Ng GYK, Dixit SB, VON KREUDENSTEIN TS: **CD3 e CD19 biespecíficos Construções de ligação ao antigénio**. In.: Google Patents; 2014.

64. Brinkmann U, Kontermann RE: **A produção de anticorpos biespecíficos**. In: *MAbs: 2017*. Taylor & Francis: 182-212.

65. Bahmani P, Hosseinkhani S: **Aumento da mobilidade segmentar através da inserção de um ligante flexível no ponto de divisão da luciferase do pirilampo**. *Revista internacional de macromoléculas biológicas* 2017, **94**:762-770.

66. Rabenhold M, Steiniger F, Fahr A, Kontermann RE, Rüger R: **Imunolipossomas biespecíficos de cadeia única de diacorpos que visam simultaneamente a endoglina (CD105) e a proteína de ativação de fibroblastos (FAP)**. *Journal of Controlled Release* 2015,**201**:56-67.

67. Reusch U, Harrington KH, Gudgeon CJ, Fucek I, Ellwanger K, Weichel M, Knackmuss SH, Zhukovsky EA, Fox JA, Kunkel LA: **Caracterização de diabodies tandem biespecíficos CD33/CD3 tetravalentes (TandAbs) para o tratamento da leucemia mieloide aguda**. *Pesquisa Clínica do Câncer* 2016, **22**(23):5829-5838.

68. Brien JD, Sukupolvi-Petty S, Williams KL, Lam C-YK, Schmid MA, Johnson S, Harris E, Diamond MS: **Proteção por anticorpos de redireccionamento de dupla afinidade de imunoglobulina contra o vírus da dengue**. *Journal of virology* 2013, **87**(13):7747-7753.

69. Muyldermans S: **Nanocorpos: anticorpos naturais de domínio único**. *Revisão anual de bioquímica* 2013, **82**:775-797.

70. Wozniak-Knopp G, Stadlmayr G, Perthold JW, Stadlbauer K, Woisetschlager M, Sun H, Rüker F: **Projetando Fcabs: fragmentos Fc de ligação a antígenos de alta afinidade bem expressos e estáveis**. *Engenharia, Conceção e Seleção de Proteínas* 2017:1-15.

71. W Knopp G, Stadlmayr G, Ruker F: **Fragmento de IgG Fc como um andaime para o desenvolvimento de terapias direcionadas**. *Biotecnologia farmacêutica atual* 2016,17(15):1315-1323.

72. McBride WJ, Goldenberg DM: **Métodos e composições para a marcação com F-18 de proteínas, peptídeos e moléculas**. In.: Google Patents; 2013.

73. Acheampong DO, Tang M, Wang Y, Zhao X, Xie W, Chen Z, Tian W, Wang M, Zhang J: **Um novo anticorpo de fusão exibe atividade antiangiogênica e estimula a vigilância imunológica mediada por células NK através do ligante NKG2D fundido**. *Journal OfImmunotherapy* 2017, **40**(3):94-103.

74. Rogers B, Dong D, Li Z, Li Z: **Proteínas de fusão de albumina de soro humano recombinante e novas aplicações na entrega e terapia de medicamentos**. *Projeto farmacêutico atual* 2015, **21**(14):1899-1907.

75. Wu M-R: **Aproveitamento dos receptores de células assassinas naturais para imunoterapia tumoral**: Dartmouth College; 2015.

76. Brennan T, Dean R, Kavanaugh WM, Powers J: **Métodos de crescimento do cabelo usando domínios extracelulares fgfr3**. In.: Google Patents; 2014.

77. Ginn C, Khalili H, Lever R, Brocchini S: **PEGylation e o seu impacto na conceção de novos medicamentos à base de proteínas**. *Future* 2014, **6**(16):1829-1846.

78. Tung CL, Wong CT, Fung EYM, Li X: **Bioconjugação de amina sem traço e quimiosseletiva via formação de ftalimidina na modificação de proteínas nativas**. *Cartas orgânicas* 2016,18(11):2600-2603.

79. Liu S, Jiang S: **Os conjugados polímero-proteína zwitteriónicos reduzem a resposta de anticorpos específicos de polímeros**. *Nano Today* 2016,11(3):285-291.

80. Carmali S, Murata H, Amemiya E, Matyjaszewski K, Russell AJ: **Previsão baseada na estrutura terciária de como os iniciadores de ATRP reagem com as**

proteínas. *ACS Biomaterials Science & Engineering* 2017.

81.   Stefan N, Zimmermann M, Simon M, Zangemeister-Wittke U, Plückthun A: **Nova toxina de fusão semelhante a um pró-fármaco com PEGylation bioortogonal sensível à protease para direcionamento de tumor**. *Química de bioconjugados* 2014, **25**(12):2144-2156.

82.   Goswami S, Wang W, Arakawa T, Ohtake S: **Desenvolvimentos e desafios para a terapêutica baseada em mAb**. *Antibodies* 2013, **2**(3):452-500.

83.   Zhao L, Alemu L, Cheng J, Zhen T, Friedman AD, Liu PP: **O domínio de multimerização de CbfB-SMMHC é necessário para a leucemogénese**. In: Am Soc Hematologia; 2015.

84.   Raulet DH, Marcus A, Coscoy L: **Funções celulares desreguladas e vias de estresse celular fornecem pistas críticas para ativar e direcionar células assassinas naturais para células transformadas e infectadas**. *Immunological Reviews* 2017, **280**(1):93-101.

85.   Park JA, Cheung N-KV: **Limitações e oportunidades para os inibidores do ponto de controlo imunitário em doenças malignas pediátricas**. *Revisões do tratamento do cancro* 2017.

86.   Conlon KC, Lugli E, Welles HC, Rosenberg SA, Fojo AT, Morris JC, Fleisher TA, Dubois SP, Perera LP, Stewart DM: **Redistribuição, hiperproliferação, ativação de células assassinas naturais e células T CD8, e produção de citocinas durante o primeiro ensaio clínico em humanos de interleucina-15 humana recombinante em doentes com cancro**. *Jornal de oncologia clínica* 2014, **33**(1):74-82.

87.   Eissler N, Mysliwietz J, Deppisch N, Ruf P, Lindhofer H, Mocikat R: **O potencial do anticorpo biespecífico trifuncional surek depende das células dendríticas: justificativa para uma nova abordagem de imunoterapia tumoral**. *Molecular Medicine* 2013,**19**(1):54.

88.   De Simone V, Franze E, Ronchetti G, Colantoni A, Fantini M, Di Fusco D, Sica G, Sileri P, MacDonald T, Pallone F: **As citocinas do tipo Thl7, IL-6 e TNF-α activam sinergicamente o STAT3 e o NF-kB para promover o crescimento das células do cancro colorrectal**. *Oncogene* 2015, **34**(27):3493.

89. Lameris R, de Bruin RC, Schneiders FL, en Henegouwen PMvB, Verheul HM, de Gruijl TD, van der Vliet HJ: **Plataformas de anticorpos biespecíficos para a imunoterapia do cancro**. *Revisões críticas em oncologia/hematologia* 2014, **92**(3):153-165.

90. Tang F, Xu L, Yan R, Song X, Li X: **Uma vacina de DNA que co-expressa Trichinella spiralis MIF e MCD-l com ubiquitina murina induz imunidade protetora parcial em camundongos**. *Journal of helminthology* 2013, **87**(1):24-33.

91. Lindhofer H, Buhmann R, Dreyling M, Hiddemann W: **Anticorpos biespecíficos administrados por via subcutânea para utilização no tratamento do cancro**. In.: Google Patents; 2015.

92. Huehls AM, Coupet TA, Sentman CL: **Engagers biespecíficos de células T para a imunoterapia do cancro**. *Imunologia e biologia celular* 2015, **93**(3):290.

93. Topp MS, Gokbuget N, Zugmaier G, Klappers P, Stelljes M, Neumann S, Viardot A, Marks R, Diedrich H, Faul C: **O ensaio de fase II do ativador de células T biespecífico anti-CDl9 blinatumomab mostra remissões hematológicas e moleculares em doentes com leucemia linfoblástica aguda precursora de B recidivante ou refractária**. *Journal of Clinical Oncology* 2014, **32**(36):4134-4140.

94. Zimmerman Z, Maniar T, Nagorsen D: **Libertar o poder clínico das células T: CDl9/CD3 bi-específico de células T engager (BiTE®) construção de anticorpo blinatumomab como uma terapia potencial**. *Imunologia internacional* 2014, **27**(1):31-37.

95. Sallman DA, Davila ML: **A imunoterapia específica da doença é uma realidade potencial para MDS?** *Clinical Lymphoma Myeloma and Leukemia* 2017, **17**:S26-S30.

96. de la Roche M, Asano Y, Griffiths GM: **Origens da sinapse citolítica**. *Nature Reviews Immunology* 2016,**16**(7):421-433.

97. Vazquez MI, Catalan-Dibene J, Zlotnik A: **As respostas das células B e a produção de citocinas são reguladas pelo seu microambiente imunitário**. *Cytokine* 2015,**74**(2):318-326.

98. Yuraszeck T, Kasichayanula S, Benjamin JE: **Tradução e desenvolvimento clínico de anticorpos biespecíficos de envolvimento de** células T para o tratamento

do cancro. *Clinical Pharmacology & Therapeutics* 2017,**101**(5):634-645.

99. Sloan DD, Lam C-YK, Irrinki A, Liu L, Tsai A, Pace CS, Kaur J, Murry JP, Balakrishnan M, Moore PA: **Visando o reservatório de HIV em células T CD4 infectadas por moléculas de redirecionamento de dupla afinidade (DARTs) que se ligam ao envelope do HIV e recrutam células T citotóxicas**. *PLoS pathogens* 2015, **11**(11):e1005233.

100. Chichili GR, Huang L, Li H, Burke S, He L, Tang Q, Jin L, Gorlatov S, Ciccarone V, Chen F: **Um DART biespecífico CD3xCD123 para redirecionar as células T do hospedeiro para a leucemia mielogénica: atividade pré-clínica e segurança em primatas não humanos**. *Science translational medicine* 2015, **7**(289):289ra282-289ra282.

101. Reusch U, Burkhardt C, Fucek I, Le Gall F, Le Gall M, Hoffmann K, Knackmuss SH, Kiprijanov S, Little M, Zhukovsky EA: **Um novo TandAb biespecífico tetravalente (CD30/CD16A) recruta eficientemente células NK para a lise de células tumorais CD30+**. *In: MAbs: 2014*. Taylor & Francis: 727-738.

102. Vyas M, Koehl U, Hallek M, von Strandmann EP: **Ligandos naturais e proteínas de fusão baseadas em anticorpos: aproveitando o sistema imunológico contra o câncer**. *Tendências em medicina molecular* 2014, **20** (2): 72-82.

103. Rothe A, Sasse S, Topp MS, Eichenauer DA, Hummel H, Reiners KS, Dietlein M, Kuhnert G, Kessler J, Buerkle C: **Um estudo de fase 1 da construção de anticorpo biespecífico anti-CD30/CD16A AFM13 em pacientes com linfoma de Hodgkin recidivante ou refratário**. *Sangue* 2015, **125**(26):4024- 4031.

104. Shiota M, Bishop JL, Takeuchi A, Nip KM, Cordonnier T, Beraldi E, Kuruma H, Gleave ME, Zoubeidi A: **A inibição do eixo HER2-YB1-AR com Lapatinib aumenta sinergicamente a eficácia antitumoral da Enzalutamida no cancro da próstata resistente à castração**. *Oncotarget* 2015, **6**(11):9086.

105. Huang Y, Fu P, Fan W: **Novas terapias direcionadas para superar a resistência ao trastuzumab no câncer de mama metastático com superexpressão de HER2**. *Current drug targets* 2013,**14**(8):889-898.

106. Wainszelbaum MJ, Fessler J, Lahdenranta J, Burenkova O, Gerami-Moayed N,

Hashambhoy-Ramsay Y, Rimkunas V, MacBeath G: **Resumo LB-C25: A inibição de ERBB3 com MM-121, IGF1-R com MM-141 ou Met com MM-131 aumenta a atividade do inibidor de EGFR MM-151 em modelos de cancro colorrectal que expressam múltiplos ligandos de resistência**. In.: AACR; 2015.

107. Fitzgerald JB, Johnson BW, Baum J, Adams S, Iadevaia S, Tang J, Rimkunas V, Xu L, Kohli N, Rennard R: **MM-141, um anticorpo biespecífico dirigido por IGF-IR e ErbB3, supera as adaptações de rede que limitam a atividade dos inibidores de IGF-IR**. *Molecular cancer therapeutics* 2014,**13**(2):410-425.

108. Tumur Z, Guerra C, Yanni P, Eltejaye A, Waer C, Alkam T, Henson BS: **O ácido rosmarínico inibe o crescimento celular e a migração em linhas celulares de carcinoma de células escamosas de cabeça e pescoço, atenuando a sinalização do recetor do fator de crescimento epidérmico**. *Jornal de Ciência e Terapia do Cancro* 2015, **7**(11):359-366.

109. Lieu CH, Hidalgo M, Berlin JD, Ko AH, Cervantes A, LoRusso P, Gerber DE, Eder JP, Eckhardt SG, Kapp AV: **Um estudo de escalonamento de dose de fase Ib da segurança, tolerabilidade e farmacocinética de Cobimetinibe e Duligotuzumab em pacientes com cânceres localmente avançados ou metastáticos previamente tratados com KRAS mutante**. *O Oncologista* 2017: o oncologista. 2017-0175.

110. Misale S, Arena S, Lamba S, Siravegna G, Lallo A, Hobor S, Russo M, Buscarino M, Lazzari L, Sartore-Bianchi A: **O bloqueio de EGFR e MEK intercepta mecanismos heterogéneos de resistência adquirida a terapias anti- EGFR no cancro colorrectal**. *Science translational medicine* 2014, **6**(224):224ra226-224ra226.

111. De Pauw I, Wouters A, Van den Bossche J, Deschoolmeester V, Baysal H, Pauwels P, Peeters M, Vermorken JB, Lardon F: **Alvo duplo do recetor do fator de crescimento epidérmico e HER3 por MEHD7945A como monoterapia ou em combinação com cisplatina supera parcialmente a resistência ao cetuximabe em linhas celulares de carcinoma de células escamosas de cabeça e pescoço**. *Cancer Biotherapy & Radiopharmaceuticals* 2017, **32**(7):229-238.

112. Jimeno A, Machiels JP, Wirth L, Specenier P, Seiwert TY, Mardjuadi F, Wang X, Kapp AV, Royer-Joo S, Penuel E: **Estudo de fase Ib de duligotuzumab (MEHD7945A)   maiscisplatina/5-fluorouracil ou**

carboplatina/paclitaxel para o tratamento de primeira linha do carcinoma de células escamosas recorrente/metastático da cabeça e pescoço. *Cancro* 2016, **122**(24):3803-3811.

113. Boroughs LK, DeBerardinis RJ: **Vias metabólicas que promovem a sobrevivência e o crescimento das células cancerígenas.** *Nature cell biology* 2015,**17**(4):351.

114. Dvorak HF: **Estroma tumoral, vasos sanguíneos tumorais e terapia antiangiogénica.** *The Cancer Journal* 2015, **21**(4):237-243.

115. Acheampong D, Zhang J, Wang M: **ANGIOGENESIS AND CANCER THERAPY.** *Jornal Internacional de Ciências Farmacêuticas e Pesquisa* 2013,**4**(6):2021.

116. Hidalgo M, Le Tourneau C, Massard C, Boni V, Calvo E, Albanell J, Taus A, Sablin M-P, Varga A, Bahleda R: **Resultados do primeiro estudo de fase I em humanos (FIH) de RO5520985 (RG7221), um novo anticorpo anti-ANG-2/anti-VEGF-A humano biespecífico, administrado como uma infusão intravenosa a pacientes com tumores sólidos avançados.** In.: Sociedade Americana de Oncologia Clínica; 2014.

117. Tekewe A, Saleh M, Kassaye M: **Proteínas e peptídeos como portadores de alvos na entrega de medicamentos anticancerígenos: uma revisão.** *Jornal Internacional de Ciências Farmacêuticas e Investigação* 2013, **4**(1):1.

118. Kibria G, Hatakeyama H, Harashima H: **Resistência a múltiplos fármacos no cancro: mecanismos envolvidos e estratégias para contornar a situação utilizando um sistema de administração de fármacos.** *Arquivos de investigação farmacêutica* 2014, **37**(1):4-15.

119. Boerman OC, Heskamp S, Chang C-H, McBride WJ, Goldenberg DM: **Terapia tumoral por pré-direcionamento de anticorpos biespecíficos.** In.: Google Patents; 2015.

Capítulo 5

5.0 Construção de um novo anticorpo de fusão biespecífico que apresenta atividade antiangiogénica e estimula a vigilância imunitária mediada por células NK através do ligando NKG2D fundido

A nossa mais recente construção de anticorpo biespecífico (bsAb) é uma proteína de fusão que visa as células tumorais através do recetor 2 do fator de crescimento endotelial vascular (VEGFR2) e estimula as células NK através do recetor NKG2D [1]. As várias técnicas que foram utilizadas na construção deste novo anticorpo de fusão bsAb são discutidas de forma a dar a outros cientistas a oportunidade de as replicar nos seus laboratórios na tentativa de tornar a imunoterapia a opção de tratamento preferida para a terapia do cancro.

5.1 Construção e expressão de MICA e NKG2D

As proteínas MICA e NKG2D eram ambas necessárias para a caraterização do novo anticorpo de fusão (scFv-MICA). Por conseguinte, foram realizados os procedimentos experimentais adequados para produzir MICA e NKG2D bioactivas solúveis utilizando o hospedeiro procariótico *Eschericia coli*. Relatórios de outros locais indicam que a MICA e a NKG2D são expressas principalmente como corpos de inclusão em *E. coli* e, por conseguinte, podem exigir um procedimento experimental adicional para transformar estes corpos de inclusão em proteínas bioactivas [2, 3]. Isto é feito através da dissolução e subsequente redobragem em proteínas bioactivas solúveis. As proteínas de membrana de eucariotas, como a MICA e a NKG2D, são difíceis de produzir em *E. coli*, apesar de *esta bactéria* ser amplamente utilizada para a produção de proteínas recombinantes [4]. Este estrangulamento limitou a utilização deste hospedeiro pouco dispendioso na produção de proteínas de membrana. Ao contrário das células procarióticas, as células de mamíferos (linhas celulares de mamíferos) são conhecidas por produzirem proteínas solúveis biologicamente activas [5]. No entanto, são normalmente caracterizadas por um baixo rendimento. Para além disso, requerem conhecimentos especializados associados a um longo período de cultivo e à utilização de reagentes dispendiosos [5]. Embora a produção de proteínas recombinantes em células procarióticas, como a *E. coli*, resulte principalmente em agregados de proteínas inactivas insolúveis denominados corpos de inclusão, este sistema de produção tem muitos aspectos positivos [6]. Estes incluem o facto de a *E. coli* ser cultivada em meios relativamente baratos, caracterizados por um crescimento rápido e pela produção de proteínas recombinantes de elevado rendimento [7]. Isto é acompanhado de um custo de produção relativamente mais baixo. Por conseguinte, se os corpos de inclusão puderem ser transformados com êxito em proteínas bioactivas solúveis com as modificações pós-traducionais adequadas, a expressão em *E. coli* poderá ser uma melhor opção, em comparação com as linhas celulares de mamíferos e outros sistemas de expressão disponíveis. Este protocolo simples e conveniente, se for encontrado, pode ser replicado em qualquer laboratório medianamente equipado para solubilizar e redobrar os corpos de inclusão em proteínas bioactivas solúveis. A prescrição de um protocolo simples e cómodo para o processamento de corpos de inclusão poderia despertar o interesse pela utilização do sistema procariótico na expressão de proteínas recombinantes e promover ainda mais a imunoterapia entre os investigadores, especialmente os dos países em desenvolvimento com recursos limitados.

5.1.1. Otimização e síntese dos genes de interesse

A sequência de nucleótidos dos domínios extracelulares da MICA (resíduos 1-276) e da NKG2D (resíduos 80-216) sem péptidos de sinal foi obtida no GENBANK (números de acesso: MICA- Q29983.1, NKG2D- P267718.1). As sequências de cADN, juntamente com os plasmídeos preferidos pET28a e pET22b para a MICA e a NKG2D, respetivamente, foram depois enviadas para a Meiji Co, Ltd. (Xangai, China) para otimização e síntese. Os sistemas de expressão *C41(DE3)*/pET28a-MICA e *C41(DE3)*/pET22b-NKG2D foram posteriormente recebidos da Meiji Co. Ltd [8].

5.1.2. Extração e purificação de plasmídeos

A estirpe de *E. coli BL21(DE3)* provou ser eficiente para a expressão de proteínas de membrana de mamíferos, como a MICA e a NKG2D [50]. Por conseguinte, foi utilizada neste estudo. O hospedeiro de expressão *E. coli C41(DE3)* foi, por conseguinte, substituído pelo hospedeiro mais favorável e eficiente *E coli BL21(DE3)* para uma expressão óptima. Os plasmídeos recombinantes pET28a-MICA e pET22b-NKG2D foram, por conseguinte, extraídos dos sistemas de expressão *C41(DE3)/pET28a-MICA* e *C41(DE3)*/pET22b-NKG2D, respetivamente, e subsequentemente purificados utilizando o Plasmid Miniprep Kit, seguindo as instruções do fabricante [8].

5.1.3. Construção dos sistemas de expressão *E coli BL21(DE3)/* pET28a-MICA e *E coli BL21(DE3)/*pET22b-NKG2D

A construção dos sistemas de expressão *E coli BL21(DE3)/* pET28a-MICA e *E coli BL21(DE3)/* pET22b-NKG2D foi efectuada preparando primeiro *E coli BL21(DE3)* competente utilizando $CaCl_2$ e transformando subsequentemente a *E coli BL21(DE3)* competente com os vectores recombinantes purificados pET28a-MICA ou pET22b-NKG2D [8].

5.1.4. Preparação de *E coli BL21(DE3)* competente utilizando $CaCl_2$

A preparação da *E. coli BL21(DE3)* competente foi efectuada pelo método químico utilizando $CaCl_2$. O método químico, para além de ser pouco dispendioso, não requer qualquer técnica especializada em comparação com outras opções disponíveis. Em primeiro lugar, $10\mu l$ de *E. coli BL21(DE3)* conservada em 12% de glicerol foram inoculados em 10ml de meio líquido LB e cultivados a 37° C durante 14h, agitados a 220rpm. Após a cultura de 14h, foi colocada em meio LB sólido e cultivada a 37° C durante 16h. Em seguida, uma única colónia bacteriana com 2-3 mm de diâmetro foi colhida da placa e inoculada em IOml de meio líquido LB, tendo sido cultivada a 37° C e agitada a 220rpm até se obter uma densidade ótica (DO_{600nm}) de cerca de 0,35. A cultura foi então distribuída em tubos Eppendorf de 1 ml e colocada em gelo durante 10 minutos. Posteriormente, as células foram recuperadas por centrifugação a 400rpm durante 10min a 4° C. O meio LB foi então decantado dos pellets de células e os tubos foram colocados numa posição invertida sobre uma almofada de papel de cozinha durante 1 minuto para permitir a drenagem dos vestígios de meio. Os pellets foram então ressuspensos em $600\mu l$ de solução gelada de MgCl2-CaCl2. As células foram subsequentemente recuperadas por centrifugação a 400rpm durante 10min a 4° C, e a solução gelada de $MgCl$ -$CaCl_{22}$ foi decantada dos pellets e os tubos foram colocados numa posição invertida sobre uma almofada de toalhas de papel durante 1min para permitir que os últimos vestígios da solução escorressem. Os sedimentos foram novamente suspensos em 40 μl de CaCl 0,1M $gelado_2$ durante 1 minuto. Finalmente, os tubos da *E. coli BL21(DE3)* competente foram armazenados a 4° C durante um período máximo de 24 horas antes da sua utilização [8].

5.1.5. Transformação da *E coli BL21(DE3)* competente com pET28a-MICA ou pET22b- NKG2D

Cerca de 4 µl do plasmídeo recombinante **pET28a-MICA** ou pET22b-NKG2D foram adicionados a 80 µl da *E. coli BL21(DE3)* competente preparada anteriormente e o conteúdo foi misturado por agitação suave. A mistura *E. coli* -plasmídeo foi então colocada num banho de gelo durante 30 minutos. Em seguida, foi imediatamente colocada num banho de água circulante pré-aquecido a 42° C durante 90s com a ajuda de um suporte. Em seguida, foi imediatamente transferido para um banho de gelo e as células foram deixadas a arrefecer durante 2 minutos. Adicionou-se então 1 ml de meio LB aos tubos e incubou-se durante 45 minutos a 37° C para permitir que as bactérias recuperassem e expressassem o marcador de resistência aos antibióticos codificado pelo plasmídeo. Finalmente, as culturas foram diluídas em série e uniformemente revestidas num meio LB sólido contendo 100µg/ml de ampicilina (Amp) no caso de *E. coli BL21(DE3)/* pET22b- NKG2D e meio LB contendo 50µg/ml de canamicina (Kan) no caso de *E. coli BL21(DE3)/* pET28a-MICA, e incubadas a 37° C durante a noite [8].

5.1.6. Análise da sequenciação de genes

Presumiu-se que os clones que apareceram após a incubação nocturna foram transformados com êxito. Por conseguinte, para avaliar se os clones foram transformados com êxito, os respectivos clones positivos foram colhidos e cultivados durante a noite em meio líquido LB contendo antibióticos adequados. As amostras foram então enviadas para a Meiji Co, Ltd. (Xangai, China) para sequenciação, a fim de confirmar uma transformação bem sucedida [8].

5.1.7. Localização deMICA e NKG2D em diferentes fracções

A avaliação da localização da expressão da MICA ou da NKG2D no hospedeiro procariótico foi feita através da preparação de quatro fracções celulares - expressão secretora, fração periplasmática, fração citoplasmática e fração de corpos de inclusão. 10µl de *E. coli BL21(DE3)/pET28a-MICA* ou *E. coli BL21(DE3)/* pET22b-NKG2D previamente preservadas em glicerol a 12% no nosso laboratório foram inoculadas em IOml de meio líquido LB contendo 50µg/ml Kan ou 100µg/ml Amp respetivamente em duas configurações experimentais separadas e cultivadas a 37° C durante 14h, agitadas a 22Orpm. Subsequentemente à cultura de 14h, *E coli BL21(DE3)/pET28a-MICA* ou *E coli BL21(DE3)/pET22b-* NKG2D foi colocada em meio LB sólido contendo os antibióticos apropriados e cultivada a 37° C durante 16h. Subsequentemente, uma única colónia bacteriana de 2-3 mm de diâmetro foi colhida das respectivas placas e inoculada em 1 ml de meio líquido LB contendo os antibióticos adequados e cultivada a 37° C, agitada a 22 rpm durante a noite. A cultura nocturna foi subcultivada num meio líquido LB fresco de 2OOml

contendo antibióticos adequados, de acordo com o rácio 1:100, e cultivadas a 37° C e agitadas a 220 rpm até se obter um valor de OD600 nm de 0,6 a 1,0. A expressão das proteínas-alvo MICA e NKG2D foi então induzida pela adição de IPTG a uma concentração final de 0,1 mM e depois cultivada a 37° C, agitada a 220 rpm durante mais 3 horas. Duzentos mililitros (200ml) de cultura de *E. coli BL21(DE3)/pET28a-MICA* ou *E. coli BL21(DE3)/* pET22b-NKG2D foram então centrifugados a 10.000 rpm durante 15min a 4° C e o sobrenadante recolhido como **expressão secretora**. O resíduo foi suspenso em 10 ml (50 mM Tris-HCl, 18 % de sacarose, 0,1 mM EDTA, pH 8,0) durante 10 minutos e centrifugado a 10 000 rpm para recolher o sobrenadante, que foi designado sobrenadante A. O resíduo foi ressuspendido em 10 ml de solução hipotónica (5 mM $MgSO_4$) durante 10 minutos e centrifugado a 10 000 rpm para recolher o sobrenadante, que foi designado sobrenadante B. Em seguida, os sobrenadantes A e B foram misturados e adicionou-se NaCl até atingir uma concentração final de 1,5 M, que constituiu a **fração periplasmática**. O sedimento celular foi ressuspenso em 20 ml de tampão de lise celular 50 mM (50 mM Tris-HCl, 0,5M NaCl, 1 % TritonX-100 e pH 8,0) e adicionou-se a lisozima adequada. Após 10 minutos de sonicação, a mistura foi centrifugada a 14 000 rpm e a 4° C durante 30 minutos para recolher o sobrenadante como **fração citoplasmática** solúvel. Finalmente, o resíduo foi dissolvido em 10 ml de tampão de ureia 8M durante 6 horas e recolhido como **fração de corpos de inclusão**. Todas estas quatro fracções diferentes foram depois analisadas por SDS-PAGE, seguido de coloração com azul de Coomassie. De acordo com a análise SDS-PAGE, a MICA e a NKG2D foram sobre-expressas principalmente como corpos de inclusão [8].

5.1.8. Otimização da expressão de NKG2D e MICA

As condições óptimas para a sobre-expressão de MICA e NKG2D recombinantes foram determinadas para obter o maior rendimento para as respectivas proteínas. Para determinar a temperatura adequada que leva à sobre-expressão de MICA ou NK2D, a expressão foi induzida pela adição de 1,0μmol/ml de isopropil-tio-B-D-galactosídeo (IPTG) à cultura e incubação a 25, 30 ou 37° C durante 2,5h e agitação à velocidade de 220rpm. Para determinar o tempo de incubação adequado, a expressão foi induzida pela adição de 1,0μmol/ml de IPTG à cultura e incubação por 0,5, 1,0, 1.5, 2.0, 2.5, 3.0, 4.0, 5.0 ou 6.0h no caso da NKG2D e 1.0, 3.0, 6.0, 9.0, 12, 15,18, 20 ou 22h no caso daMICA a 37° C e agitação a 220rpm. Finalmente, a concentração adequada de IPTG foi determinada adicionando 0, 0,2, 0,4, 0,6, 0,8, 1,0, 1,2 ou 1,6μmol/ml e incubando durante 2,5h a 37° C e agitando à velocidade 220rpm. Foi estabelecido que as condições adequadas para a sobre-expressão deMICA em *E coli* foi 1,2μmol/ml de IPTG, 20h de incubação a 30° C e agitação a 180rpm. E no caso do NKG2D, a condição favorável foi de 1μmol/ml de IPTG, incubação a 37° C por 2,5h e agitação a uma velocidade de 220rpm [8].

5.1.9. Expressão, solubilização e purificação de MICA recombinante

A expressão da MICA foi induzida com IPTG e os corpos de inclusão foram solubilizados com ureia 8M. Posteriormente, foi purificada por cromatografia em coluna de níquel. Em primeiro lugar, 10μl de *E. coli BL21(DE3)/pET28a-MICA* conservado em 12% de glicerol foi inoculado em 10ml de meio líquido LB contendo 50μg /ml Kan e cultivado a 37° C por 14h, agitando a 220rpm. Após a cultura de 14h, foi plaqueado em meio LB sólido contendo 50 μg /ml de Kan e cultivado a 37° C por 16h. Subsequentemente, uma única colónia bacteriana de 2-3 mm de diâmetro foi colhida da placa e inoculada em 10 ml de meio líquido LB contendo 50 μg /ml de Kan e cultivada a 37° C, com agitação a 220 rpm durante a noite. A cultura de um dia para o outro foi subcultivada num meio líquido LB fresco de 500 ml contendo 50μg/ml de Kan de acordo com o rácio 1:100 e cultivada a 37° C, com agitação a 220 rpm até se obter um valor OD_{eoonm} de 0,6 a 1,0. A expressão de MICA foi então induzida com 0,1 mM IPTG, durante 20h e agitação (180 rpm) a 20° C. Os corpos de inclusão foram processados utilizando os seguintes tampões; tampão 1 (100 mM NaCl, 1 mM EDTA, 50 mM Tris), tampão2 (100 mM NaCl, 10mM EDTA, 1% Triton X) e outros reagentes como 17,4mg/ml PMSF e 20 mg/ml Lysozyme. Foi então desnaturada por dissolução em ureia 8M a 4° C durante a noite. A purificação foi então feita por cromatografia em coluna de níquel usando os seguintes tampões; tampão de carga (25mM tris, 500mM NaCl, 8M ureia pH 7,5), tampão de ligação (500ml Na2HPO4 8,9535g, NaCl 14,61g, pH 7,5), tampão de eluição (25mM Tris, 500mM NaCl, 8M ureia, com gradiente de eluição de 0, 10, 20, 50, 100, 200, 400 e 500mM imidazol pH 7,5). Finalmente, a expressão e a purificação bem sucedidas foram avaliadas por SDS-PAGE corado com Coomassie [8].

5.1.10. Expressão, solubilização e purificação de NKG2D recombinante

Em primeiro lugar, 10µl de *E. coli BL21(DE3)/pET22b-NKG2D* conservada em 12% de glicerol foi inoculada em 10ml de meio líquido LB contendo 100µg /ml de Amp e cultivada a 37º C durante 14h, com agitação a 220rpm. Após a cultura de 14h, foi colocado em meio LB sólido contendo 100µg /ml de Amp e cultivado a 37º C durante 16h. Subsequentemente, uma única colónia bacteriana de 2-3 mm de diâmetro foi colhida da placa e inoculada em 10 ml de meio líquido LB contendo 100µg /ml de Amp e cultivada a 37º C, com agitação a 220rpm durante a noite. A cultura de um dia para o outro foi subcultivada num meio líquido LB fresco de 500 ml contendo 100µg/ml de Amp de acordo com o rácio 1:100, cultivado a 37º C e agitado a 220 rpm até se obter um valor de OD_{600} nm de 0,6-1,0. A expressão de NKG2D foi então induzida com 0,1 mM IPTG, durante 2,5h e agitação (220 rpm) a 20º C. Os corpos de inclusão resultantes foram processados usando os seguintes tampões; tampão 1 (100 mM NaCl, 1 mM EDTA, 50 mM Tris), tampão 2 (100 mM NaCl, 10mM EDTA, 1% Triton X) e outros reagentes, como 17,4mg/ml PMSF e 20 mg/ml Lysozyme. Foi então desnaturada por dissolução em ureia 8M a 4º C durante a noite. A purificação foi então feita por cromatografia em coluna de níquel usando os seguintes tampões; tampão de carga (25mM tris, 500mM NaCl, 8M ureia pH 7,5), tampão de ligação (500ml Na2HPO4 8,9535g, NaCl 14,61g, pH 7,5), tampão de eluição (25mM Tris, 500mM NaCl, 8M ureia, com gradiente de eluição de 0, 10, 20, 50, 100, 200, 400 e 500mM imidazol pH 7,5). Finalmente, a expressão e a purificação bem sucedidas foram avaliadas por SDS-PAGE corado com Coomassie [8].

5.1.11. Redobramento dos corpos de inclusão deMICA e NKG2D

Os corpos de inclusão de MICA e NKG2D foram redobrados em conformações bioactivas utilizando o método de diálise. A amostra de proteína a ser redobrada foi preparada diluindo para uma concentração final de 0,3mg/ml e adicionando β-Mercaptoetanol (1ml de amostra de proteína: 20µl β-Mercaptoetanol). A amostra foi então dialisada contra um gradiente de concentração decrescente de ureia (6, 4, 2, 1 e 0M) num tampão de diálise (25mM Tris, 1mM EDTA, 200mM NaCl, pH 7,4, 4° C). O tampão de diálise foi mudado de 12 em 12 horas até o gradiente atingir o seu ponto final (0M de ureia). E nas concentrações de 1M e 0M de ureia, foram adicionados GSSG (O,4mM) e GSH (3,75mM). A proteína dobrada foi finalmente dialisada contra PBS (pH 7,4) e armazenada a -20° C. O sucesso da dobragem foi avaliado por SDS-PAGE corado com Coomassie [8]

Ao contrário do protocolo utilizado em estudos anteriores [2, 9], utilizámos um protocolo relativamente simples, barato e conveniente [8] para desnaturar e redobrar proteínas de membrana como a MICA e a NKG2D. Evitámos a utilização de chaperons químicos dispendiosos, como a glicina, a L-argenina, o fluoreto de fenimetilsulfonilo, o sorbitol e a sacarose, que foram utilizados em estudos anteriores, tornando o nosso protocolo relativamente económico. Os corpos de inclusão foram isolados do lisado de *E. coli* e lavados. A lavagem dos corpos de inclusão ajuda a melhorar o rendimento global da proteína dobrada. Os corpos de inclusão foram então solubilizados num reagente caotrópico forte (ureia 8M). Este passo é necessário para perturbar a rede de ligações de hidrogénio entre as moléculas de água, enfraquecendo assim o efeito hidrofóbico e aumentando a solubilidade da proteína alvo MICA/NKG2D [10]. A temperatura foi mantida a 4° C durante o processo de redobragem para evitar a formação de cianato que poderia levar à carbamilação dos grupos amino. A proteína alvo é uma construção de fusão His-tag, pelo que a purificação da proteína solubilizada foi efectuada por cromatografia de afinidade de metal imobilizado utilizando tampão de purificação contendo um reagente caotrópico forte (ureia 8M) [11]. Foi imperativo purificar a MICA e a NKG2D com tampão de purificação contendo 8M de ureia para manter os corpos de inclusão solubilizados. A proteína foi então dialisada contra uma concentração decrescente do reagente caotrópico (6 M, 4 M, 2 M, 1 M e 0 M de ureia) para remover gradualmente o reagente caotrópico. A remoção gradual da ureia foi necessária para facilitar a redobragem correta dos corpos de inclusão. Este procedimento ajuda a reduzir a agregação de proteínas. A amostra a ser redobrada foi diluída para uma concentração final de 0,3mg/ml. A concentração 0,3mg/ml foi escolhida, após uma triagem minuciosa para selecionar a melhor concentração que produz um redobramento ótimo. Além disso, devido ao facto de as nossas proteínas conterem resíduos de cisteína que poderiam ter facilitado a formação de ligações dissulfureto não nativas, inter e intramoleculares durante a formação de corpos de inclusão [12, 13], a amostra foi primeiro tratada com agente redutor β-Mercaptoetanol antes de iniciar o processo de redobramento. Além disso, foram adicionados glutatiões reduzidos e oxidados (GSSG e GSH) nas fases posteriores da diálise (a 1M e 0M de ureia) para promover a geração da configuração correta das ligações dissulfureto na proteína redobrada [14, 15]. Foi adicionado EDTA ao tampão de redobragem para evitar reacções laterais oxidativas durante a redobragem. O saco de diálise adequado para o redobramento é geralmente selecionado com base no peso molecular da proteína a ser redobrada. Neste estudo, os tamanhos dos sacos de diálise MWCO 10K.W 34mm e MWCO 5K.W 34mm (The American association of spectrum) foram selecionados para a MICA (32 KDa) e a NKG2D (16 KDa), respetivamente. O pH do tampão de diálise [16-19] desempenha um papel muito importante no sucesso do processo de redobragem. O pH do tampão de diálise neste estudo foi selecionado com base no ponto isoelétrico teórico (PI) da MICA e da NKG2D. O pH do tampão de diálise deve estar a pelo menos 1 unidade de distância do PI para que as moléculas de proteína tenham cargas líquidas, o que garantirá que se repelem mutuamente para evitar que se colem umas às outras e formem agregados. O PI teórico da MICA e da NKG2D é de 5,2 e 5,0, respetivamente, pelo que o pH do tampão de diálise foi mantido a 7,4. Em condições de redução, a SDS-PAGE pode distinguir entre agregados unidos por ligações dissulfureto e agregados unidos por ligações covalentes não redutíveis, como as ligações de hidrogénio[21] . Os pesos moleculares da amostra reduzida (amostra com β-Mercaptoetanol) e da amostra não reduzida (amostra sem β-Mercaptoetanol) da proteína dobrada eram os mesmos, sugerindo uma redobragem bem sucedida. O redobramento bem sucedido foi ainda confirmado pela análise espectroscópica de dicroísmo circular (CD) [8].

5.1.12. Análise por HPLC da MICA e da NKG2D redobradas

Foi efectuada uma análise cromatográfica para avaliar a pureza da MICA e da NKG2D redobradas. A análise cromatográfica foi efectuada num sistema de HPLC da série Agilent 1200 (Agilent Corp., Santa Clara, CA, EUA) equipado com uma bomba binária, um micro desgaseificador, um amostrador automático e um compartimento de coluna controlado por termóstato. A separação cromatográfica foi efectuada a 25° C numa coluna TSK-GELG4000PWXL (2,1 x50mm, 1,8µm). A fase móvel consistiu em acetonitrilo e água na proporção de 20:80, respetivamente, numa eluição isocrática. O volume de injeção de 20µl foi escolhido, a uma taxa de fluxo de 1ml/min. O comprimento de onda de 280nm foi escolhido como o comprimento de onda apropriado para deteção no detetor UV. A análise por HPLC indicou que a MICA e a NKG2D dobradas tinham mais de 90% de pureza e, portanto, podiam ser usadas para estudos de atividade [8].

5.1.13. Caracterização deMICA e NKG2D

Era imperativo expressar recombinantes solúveis bioactivos de MICA e NKG2D para serem utilizados na caraterização e avaliação do anticorpo de fusão (scFv-MICA). Por conseguinte, a bioatividade da MICA e da NKG2D dobradas foi avaliada através de ensaios quantitativos de imunoabsorção enzimática (ELISA), de ressonância plasmónica de superfície (SPR) e de immunoblotting. Além disso, a capacidade da MICA e da NKG2D dobradas para se ligarem à NKG2D e à MICA nativas foi investigada através de um ensaio de citometria de fluxo [8].

5.1.14. Análise por Western blotting da atividade de ligação deMICA e NKG2D

A capacidade de ligação da MICA redobrada e da NKG2D foi avaliada por análise de western blot. As amostras de proteínas (MICA dobrada e NKG2D) foram carregadas em dois poços diferentes em SDS-PAGE a 15% (w/v) juntamente com marcador de peso molecular para eletroforese. O gel foi inicialmente corrido a 80V durante 20-30min e quando as amostras passaram do gel de empilhamento para o gel de separação, foi aumentado para 120V durante cerca de 1,5h para terminar a corrida. Em seguida, a sanduíche de transferência foi montada, certificando-se de que não havia bolhas de ar na sanduíche, com o blot no cátodo e o gel no ânodo. A cassete foi então colocada no tanque de transferência com blocos de gelo para manter a temperatura baixa. A transferência das amostras de proteínas para a membrana de fluoreto de polivinilideno (PVDF) (Millipore) foi efectuada a IOOV durante 1-2 horas. Após a transferência, a membrana blotted foi bloqueada colocando-a em tampão TBS (2OmM Tris-HCl, pH 7,4, 15OmM NaCl) com 5% (w/v) de leite desnatado a 37° C durante 2h. A membrana foi então lavada três vezes com TBS e incubada subsequentemente com O.35mg/ml de MICA dobrada a 4° C durante a noite. A membrana foi lavada três vezes com TBST (TBS contendo O.O5% Tween-2O) e TBS e depois incubada com o anticorpo monoclonal MICA (l:2OOO, Rato, Código: KO2l7-3, Clone: AMOl, Concentração: 1 mg/mL. Medical & Biological Laboratories Co., LTD) durante 2 horas a 37° C. Em seguida, foi lavada com PBS e incubada com IgG de cabra antirato conjugada com HRP (l:5OOO, Millipore) a 37° C durante 1,5h. Após sucessivas lavagens, tal como descrito anteriormente, os blots foram tratados com uma solução de quimioluminescência melhorada (ECL) (Millipore) e expostos em sistemas de imagem em gel (Bio-Rad). A análise por western blotting demonstrou que a MICA e a NKG2D dobradas são bioactivas e que o nosso protocolo foi eficaz [8].

5.1.15. Ensaio de imunoabsorção enzimática quantitativa (ELISA)

O ELISA foi realizado para confirmar a capacidade da MICA redobrada de se ligar à NKG2D e vice-versa, e para comprovar ainda mais o sucesso do processo de redobramento e a eficiência do protocolo. A placa de 96 poços foi revestida a 100µl/poço com IOOOmM NKG2D diluído em tampão de plaqueamento (O.O5 M $NaHCO_3$, pH 9,6) e incubada durante a noite a 4° C. O tampão de plaqueamento foi removido em seguida e os poços bloqueados com PBS contendo 5% de leite desnatado (200µl/poço) e incubados por mais 2 h a 37° C. A placa foi então lavada três vezes com PBST (PBS contendo O.O5 % Tween- 2O) e PBS. Em seguida, foi incubada com diluições em série de MICA (O.5, l, 2, 3.9, 7.8, l5.6, 31.3, 62.5, l25, 25O, 5OO, lOOOnM) à temperatura ambiente durante 1.5h. As placas foram subsequentemente lavadas com PBST e PBS e incubadas com o anticorpo mAb MICA (1:2000) diluído em leite desnatado a 3% durante 1,5 horas à temperatura ambiente. Após a lavagem, tal como descrito anteriormente, adicionou-se IgG de cabra anti-rato conjugada com HRP (1:5000, Millipore) e incubou-se durante mais 1,5 horas à temperatura ambiente. A solução do segundo anticorpo (IgG de cabra anti-rato conjugada com HRP) foi rejeitada e os poços foram lavados conforme descrito acima. Por fim, adicionou-se o substrato de peroxidase 3,3',5,5'-Tetrametilbenzidina (TMB) (BBI), seguido da adição de 50µl de ácido sulfúrico 2,5M para interromper a ação da enzima. A absorvância foi então medida a OD_{450} -OD_{630} . Foi ainda provado por análise ELISA que tanto a MICA como a NKG2D são bioactivas e que o protocolo foi eficiente [8].

5.1.16. Cinética de ligação de MICA e NKG2D

A cinética de ligação entre a MICA redobrada e a NKG2D foi medida com um instrumento Biacore X100(GE) (Biacore X100, GE Healthcare, Suécia) a 25° C. Este procedimento foi efectuado para confirmar o êxito da redobragem. Além disso, a constante cinética de associação (ka), a constante cinética de dissociação (kd) e a constante de equilíbrio (K_D) foram calculadas e interpretadas em conformidade. O tampão de corrida (10mM HEPES, 150mM NaCl, 0,005% Surfactant polysorbate20, 50µM EDTA a pH7,4) e o tampão de distribuição (10mM HEPES, 150mM NaCl, 0,005% Surfactant polysorbate 20, 3mM EDTA) foram filtrados e desgaseificados antes da sua utilização. A MICA foi subsequentemente diluída no tampão de corrida e imobilizada no Sensor Chip CM5 (GE Healthcare, BR-1000-12) com uma densidade de unidade de ressonância (RU) alvo de 2000. A NKG2D foi então injectada em diferentes concentrações (250, 125, 62,5, 31,5, 15,6, 7,8nM). A captura foi efectuada a um caudal constante de 40µl/min. Os sensogramas foram obtidos em cada concentração e avaliados utilizando o programa BIA Evaluation 2.0. As constantes cinéticas de associação (k_a), dissociação (k_d) e constante de equilíbrio (K_D) foram então calculadas com o modelo de ligação 1:1.

A constante de equilíbrio (K_D) entre a MICA e a NKG2D foi calculada da seguinte forma $K =k/k_{Dda}$, em que kd e ka representam a constante cinética de dissociação e a constante cinética de associação, respetivamente, k_a foi $7{,}02 \times 10^7$/MS, k_d foi $4{,}03 \times 10^{13}$/S enquanto K_D foi $3{,}95 \times 10^8$ M (Fig. 1). Os dados mostraram que a taxa de associação aumentou com o aumento da concentração de NKG2D. Todo o processo cinético pode, por conseguinte, ser descrito como uma associação rápida e uma dissociação lenta. Estes dados confirmam ainda mais a afinidade de ligação entre a MICA e a NKG2D e, por conseguinte, o sucesso do redobramento [8].

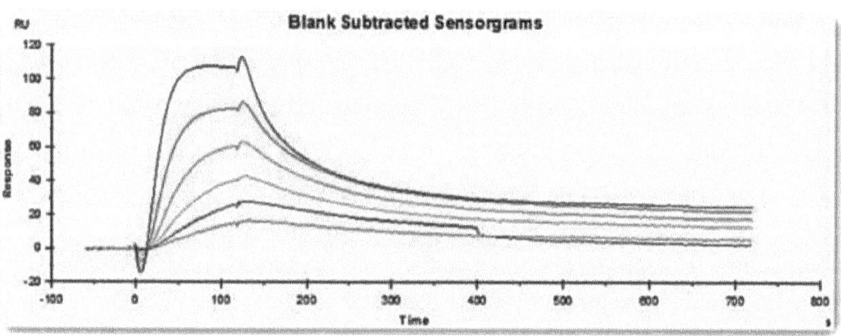

Figura 11. Determinação da cinética de ligação entre a MICA redobrada e o NKG2D

por análise SPR.

Os gráficos do sensor SPR da cinética de ligação da MICA e da NKG2D redobradas. O valor calculado da constante de dissociação (K_D) ($K = k$ $k_{Dd/a}$) da MICA e da NKG2D foi de $3{,}95\times10^{-8}$ M, enquanto k_a k_d foram de $7{,}02\times10^{-7}$/MS e $4{,}03\times10^{-13}$/S, respetivamente.

5.1.17. Análise por citometria de fluxo da ligação deMICA e NKG2D

Isto foi feito para avaliar a capacidade da MICA e da NKG2D redobradas para se ligarem à NKG2D e à MICA nativas expressas em células U937 e PANC-1, respetivamente, e para confirmar ainda mais um redobramento bem sucedido e, para esse efeito, um protocolo eficiente. As células U937/ PANC-I de concentração 5×10^{5} por amostra foram suspensas em PBS contendo 5% de BSA. Eles foram então incubados com 2000mM dobrado MICA (MICA com U937) ou NKG2D (NKG2D com PANC-1) a 4° C por 1h. As células foram então incubadas com anticorpo policlonal purificado por afinidade de coelho (sc-803) ou de cabra (sc-803-G) com sonda His (H-15) (Santa Cruz Biotechnology). As células foram lavadas e o ensaio de ligação foi realizado com um citómetro de fluxo BD FACS. Foi utilizado PBS como controlo [8].

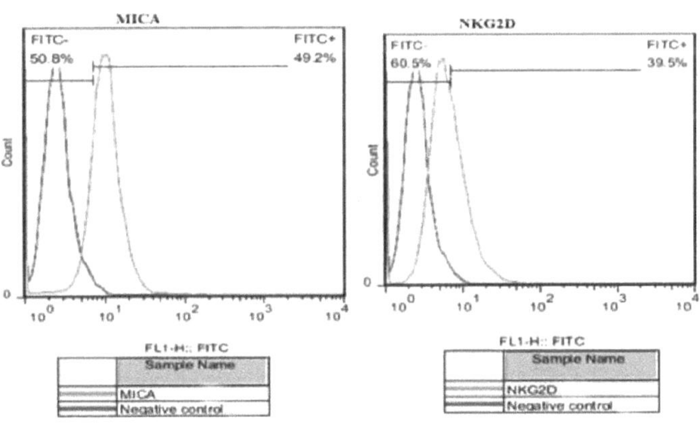

Figura 12. A MICA e a NKG2D redobradas ligam-se à NKG2D e à MICA nativas, respetivamente, através de ensaios de citometria de fluxo.

A NKG2D demonstrou uma capacidade de ligação significativa às células PANC-1 positivas para MICA a uma taxa de 39,5%. A MICA também demonstrou uma ligação significativa às células U937 positivas para NKG2D a uma taxa de 49,2%. No entanto, o PBS (controlo negativo) não demonstrou uma capacidade de ligação significativa às células PANC-1 positivas para MICA e às células U937 positivas para NKG2D, o que sugere uma especificidade de ligação.

A MICA redobrada demonstrou uma ligação significativa às células U937 que expressam NKG2D (Fig. 2). Além disso, a NKG2D redobrada também demonstrou uma ligação significativa às células PANC-I que expressam MICA (Fig. 2), sugerindo que tanto a MICA como a NKG2D foram dobradas com êxito e, por conseguinte, podem ser utilizadas para estudos de bioatividade [8].

5.1.18. Resumo

A MICA e a NKG2D são importantes proteínas de membrana que desempenham um papel crucial no sistema imunitário para eliminar células anormais, como as células cancerosas e as células infectadas por bactérias ou vírus [3]. A MICA é expressa pela maioria destas células anormais e, por conseguinte, permite ser reconhecida por células efectoras, como as células NK e T, que expressam o imunorreceptor NKG2D através da sinalização MICA-NKG2D [2]. Assim, as células efectoras, através da sinalização MICA-NKG2D, induzem a citotoxicidade mediada por células nas células cancerosas ou infectadas. Embora não haja dúvidas quanto à importância do ligando MICA e do seu recetor NKG2D no sistema imunitário, estes não têm recebido a atenção necessária em termos de investigação. Este facto pode dever-se à dificuldade associada à sua expressão em hospedeiros procarióticos, como a *E. coli*. *A Escherichia coli* é muito utilizada na produção de proteínas recombinantes. Isto deve-se ao facto de o seu custo de produção ser baixo e de poder ser utilizada em qualquer laboratório com um equipamento médio ou com poucos recursos. Por conseguinte, as proteínas recombinantes que são expressas como proteínas bioactivas solúveis em hospedeiros fáceis de utilizar, como a *E. coli*, são susceptíveis de receber a atenção necessária dos investigadores devido à sua disponibilidade.

Infelizmente, tanto a MICA como a NKG2D são expressas principalmente como corpos de inclusão em *E. coli*, e são difíceis de redobrar em conformação bioactiva. Neste estudo, concebemos um protocolo simples, conveniente e barato para a solubilização e redobragem de corpos de inclusão de MICA e NKG2D e, por conseguinte, foi necessário avaliar a eficácia deste protocolo, examinando se as nossas proteínas alvo foram redobradas com sucesso, testando se são bioactivas. O redobramento bem sucedido dos corpos de inclusão MICA e NKG2D foi, por conseguinte, avaliado testando a sua capacidade de se ligarem uns aos outros utilizando os ensaios ELISA, SPR, Western blot e citometria de fluxo [11, 12]. A capacidade da MICA redobrada para se ligar à NKG2D recombinante e vice-versa foi avaliada utilizando os ensaios ELISA, SPR e Western blot. A MICA e a NKG2D demonstraram uma ligação significativa entre si, sugerindo um processo de redobragem bem sucedido e o facto de a MICA redobrada e a NKG2D poderem ser utilizadas para estudos laboratoriais biologicamente relacionados. Assim, a nossa MICA e NKG2D redobradas demonstraram que podem ser utilizadas para testes ELISA e Western blot em laboratório.

Além disso, a capacidade da MICA e da NKG2D para se ligarem à NKG2D e à MICA nativas, respetivamente, foi avaliada através de um ensaio de citometria de fluxo. Isto foi necessário para testar se a MICA e a NKG2D redobradas podiam ser utilizadas *in vivo*. A MICA demonstrou uma capacidade de ligação significativa à célula U937 que expressa NKG2D [2, 3], confirmando ainda que os corpos de inclusão da MICA foram redobrados com êxito em proteína bioactiva solúvel e que podem ser utilizados para estudos *in vivo*. Por outro lado, a NKG2D também demonstrou uma ligação significativa às células PANC-1 que expressam a MICA, confirmando ainda mais o sucesso do processo de redobramento e que a NKG2D redobrada pode possivelmente ser utilizada para estudos *in vivo*, tal como a MICA redobrada. Por conseguinte, pode inferir-se que a MICA e a NKG2D foram redobradas com êxito e, por conseguinte, podem ser utilizadas para estudos de bioatividade. Isto também implica que o protocolo empregue neste estudo para a solubilização e redobragem é eficiente e conveniente, embora pouco dispendioso.

Em conclusão, a MICA e a NKG2D redobradas demonstraram uma ligação significativa à NKG2D e à MICA recombinantes e nativas, respetivamente. Isto mostra que a MICA e a NKG2D redobradas podem ser utilizadas para estudos biológicos. Além disso, o estudo apresenta um protocolo simples, cómodo e pouco dispendioso para a desnaturação, purificação e redobragem de corpos de inclusão, que pode provavelmente ser utilizado para estudos *in vitro* e *in vivo*.

5.2 . Construção do anticorpo de fusão (scFv-MICA)

A construção do anticorpo de fusão (scFv-MICA) envolveu a fusão do scFv anti-VEGFR2 (AKA404R) e dos domínios extracelulares da MICA. Geralmente, a construção de um anticorpo de fusão como a nossa nova construção (scFv-MICA) é feita através da fusão direta dos constituintes individuais do anticorpo de fusão ou através da fusão dos mesmos através de um ligante polipeptídico flexível. Contudo, a fusão direta pode afetar a bioatividade dos constituintes individuais em particular e do anticorpo de fusão resultante em geral [20]. Assim, o método de fusão direta pode possivelmente afetar a flexibilidade das moléculas individuais e, por conseguinte, a função global da proteína de fusão. Além disso, pode levar ao bloqueio ou à proteção de sítios de ligação ativa muito importantes nas moléculas constituintes, o que pode afetar seriamente a atividade global do anticorpo de fusão. Por conseguinte, a forma recomendada é fundir as moléculas individuais através de um ligante flexível para obter uma bioatividade óptima.

O ligante flexível é suposto proporcionar a flexibilidade necessária num anticorpo de fusão bioativo para permitir que os componentes fundidos mantenham as suas respectivas propriedades funcionais individuais, o que afectará automaticamente a atividade global do anticorpo de fusão de forma positiva. Neste estudo, optámos por construir o nosso anticorpo de fusão (scFv-MICA) fundindo as moléculas individuais através de um ligante polipeptídico flexível [1]. Assim, optámos por construir a nossa proteína de fusão fundindo os domínios extracelulares de MICA com o V_L (fragmento variável leve) do scFv anti-VEGFR2 através de um ligante flexível [1]. O comprimento do ligante flexível tem uma relação direta com a atividade global do anticorpo de fusão e, por conseguinte, com o sucesso da construção. Por conseguinte, deve ser selecionado um comprimento adequado do ligante com base no tamanho molecular e na estrutura das duas moléculas a fundir. Os dois ligantes normalmente utilizados na fusão de constituintes proteicos numa construção de anticorpo de fusão são os ligantes polipeptídicos $(G_4S)_3$ ou G_4S (em que G: glicina e S: serina) [21]. Neste estudo, optámos por utilizar o ligante polipeptídico mais curto G_4S na fusão de MICA com scFv [1]. Esta opção baseou-se, em primeiro lugar, nas dimensões moleculares das duas moléculas MICA e scFv e, em segundo lugar, no facto de o nosso scFv parental ter sido originalmente construído utilizando um ligante polipeptídico mais longo $(G_4S)_3$ [22]. Por conseguinte, considerou-se adequado utilizar o ligante polipeptídico mais curto G_4S para fundir a MICA ao scFv, a fim de dar à nova construção um equilíbrio na estrutura para uma bioatividade óptima. Além disso, a sequência His-tag foi diretamente adicionada ao terminal C do domínio α-3 da MICA para facilitar a purificação [1].

O ScFv-MICA (1596 pb) foi, por conseguinte, produzido juntando o scFv anti-VEGFR2 (735 pb) ao domínio extracelular do MICA (828 pb). Foi inserido um ligante flexível (G$_4$ S: 15 pb) entre o scFv e o MICA para permitir interações flexíveis entre o scFv-MICA, o VEGFR2 e o NKG2D. O anticorpo de fusão scFv-MICA é desprovido da porção Fc, pelo que a ligação do scFv-MICA a células FcR-positivas, como macrófagos, células B, neutrófilos e células dendríticas, através do fragmento Fc, é eliminada, resultando numa menor ativação de NK não associada ao tumor. A His-tag (18 pb) foi adicionada diretamente ao terminal C da MICA para facilitar a purificação [1].

5.2.1. Amplificação do ADN do anticorpo de fusão (scFv-MICA)

A proteína de fusão foi construída através da fusão dos domínios extracelulares da MICA com o scFv através de PCR de sobreposição. O comprimento total do scFv parental foi amplificado a partir do vetor recombinante pHEN2-scFv/AK404R (conservado no laboratório do Professor Zhang, Universidade Farmacêutica da China, como *C41(DE3)/*pHEN2-AKA404R) utilizando os oligonucleótidos Primerl e Primer2 (Quadro 1). O scFv anti-VEGFR2 denominado AK404R foi originalmente construído e gerado Zhang etal [1].

Table 1. Condição PCR

ddH$_2$O	34.5µl
Primerl	2.5µl
Primer2	2.5µl
10x buffer	5.0µl
dNTP	1.0µl
Pfu	2.0µl
Template (pHEN2-AKA404R)	2.5µl
Total volume	50.0µl

94°C 5min→[94°C 30s→ 55.7°C 30s →72°C 3min] x30 cycles→72°C 10min→4°C 5min.

A amplificação bem-sucedida do cDNA alvo (AK404R) foi avaliada por análise em gel de agarose, que provou uma amplificação bem-sucedida do cDNA alvo. A MICA foi também amplificada a partir do vetor recombinante pET28a-MICA (conservado como *C41(DE3)*/pET28a-MICA no laboratório) utilizando os oligonucleótidos Primer 3 e Primer 4 (Tabela 1).

Table 2. Condição PCR

ddH$_2$O	34.5µl
Primer 3	2.5µl
Primer 4	2.5µl
10x buffer	5.0µl
dNTP	1.0µl
Pfu	2.0µl
Template (pET28a-MICA)	2.5µl
Total volume	50.0µl

94°C 5min→ [94°C 30s→ 60.7°C 30s →72°C 3min] x30cycles→72°C 10min→4°C 5min.

A análise em gel de agarose demonstrou que o cDNA alvo (MICA) foi amplificado com sucesso.

O scFv (no terminal C do fragmento da cadeia leve única: v_L) foi fundido com MICA (no terminal N) com um ligante (G$_4$ S: G-Glicina, S-Serina) utilizando os oligonucleótidos Primerl e Primer 4 através de PCR de sobreposição, utilizando os produtos das duas PCRs anteriores (scFv e MICA) como modelo.

Tabela 3. Primeira ronda de PCR de sobreposição (condição PCR):

ddH$_2$O	36.0μl
10x buffer	5.0μl
dNTP	2.0μl
Pfu	2.0μl
Template (Products of the earlier PCRs of AKA404R and MICA)	5.0μl
Total volume	50.0μl

94°C 5min→[94°C 30s→ 59.0°C 30s →72°C 3.5min] x5cycles→72°C 10min→4°C 5min.

Tabela 4. PCR de sobreposição da segunda ronda (condição PCR):

ddH$_2$O	33.0μl
10xbuffer	5.0μl
dNTP	1.0μl
Pfu	2.0μl
Primer 1	2.0μl
Primer 4	2.0μl
PCR products of the first round overlap PCR	5.0μl
Total volume	50.0μl

94°C 5min→[94°C 30s→ 59.0°C 30s→72°C 3.5min] x35cycles→72°C 10min→4°C 5min.

A análise em gel de agarose confirmou que o cDNA alvo (scFv-MICA) foi amplificado com êxito.

Tabela 5. Oligonucleótidos utilizados na PCR de sobreposição

Primers	sequence in 5'→ 3' direction
Primer 1:	5'<u>GGAATTC</u>GAGGTGCAGCTGGTG 3'
Primer 2:	5'GGTTCTGAACCACCACCACCACCTAGGACGGTCAG 3'
Primer 3:	5'TAGGTGGTGGTGGTGGTTCAGAACCTCACAGCCTG 3'
Primer 4:	5'GC<u>TCTAGA</u>GCTCAATGATGATGATGATGATGCTTGCCGCTTGGGAC 3'

Os pares de bases sublinhados são os sítios de restrição EcoRland *Xbal*, respetivamente

5.2.2. Ligação da proteína de fusão ao vetor pPICZα

O cADN do anticorpo de fusão (scFv-MICA) e o vetor pPICZα foram digeridos utilizando as enzimas *EcoRl e* Xbal, e os fragmentos digeridos (proteína de fusão e vetor pPICZα) foram ligados utilizando a enzima ligase. O ADN amplificado (scFv- MICA) e o vetor (pPICZα) foram digeridos utilizando as enzimas EcoRl *e Xbal* e os fragmentos unidos por ligação (Fig. 3) [1].

Tabela 6. Condições de digestão

scFv-MICA/pPICZα	23.0µl
IOxbuffer	3,0µl
EcoRl	2.0µl
Xbal	2.0µl
Volume total	30,0µl

Incubado a 37º C durante 2h.

A digestão bem sucedida de scFv-MICA e pPICZα foi avaliada por análise em gel de agarose, que provou que a digestão foi bem sucedida. Os fragmentos digeridos scFv-MICA e pPICZα foram unidos por ligação (Fig. 3).

Tabela 7. Condição de ligação

scFv-MICA	4,0µl
pPICZα	4.0µl

lOxBuffer	2.0µl
Ligase	1,0µl
ATP	1,0µl
ddH2O	8.0µl
Volume total	20,0µl

Incubado à temperatura ambiente durante 1,5 horas

A análise do gel de agarose mostrou que a ligação dos fragmentos scFv-MICA e pPICZα foi bem sucedida.

5.2.3. Construção do sistema de expressão *E. coli* DHSa/pPICZα-ScFv-MICA

A construção dos sistemas de expressão procarióticos *E coli* DH5a/pPICZα-scFv-MICA foi efectuada através da preparação de *E. coli DH5a* competente, utilizando o método químico descrito anteriormente, e da subsequente transformação da célula competente com o vetor recombinante purificado pPICZα-scFv-MICA. A transformação do hospedeiro intermediário *E coli DH5a* com o vetor recombinante pPICZα-scFv-MICA foi necessária porque, ao contrário da *Pichia pastoris, a E coli DH5a* cresce mais rapidamente e, por conseguinte, pode ser convenientemente cultivada para obter uma concentração suficiente do vetor recombinante pPICZα-scFv-MICA necessária para transformar o hospedeiro final *Pichia pastoris* (estirpe X-33) para a expressão da proteína-alvo. Além disso, tendo em conta a natureza robusta do hospedeiro *E coli DH5a*, é conveniente utilizá-lo como hospedeiro adequado para conservar o vetor recombinante pPICZα-scFv-MICA durante um longo período [1].

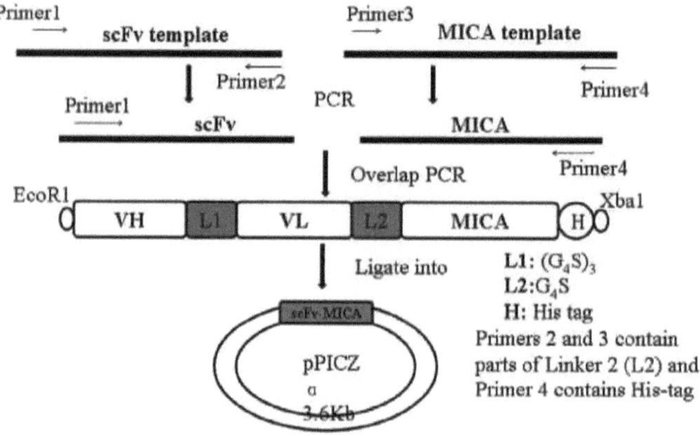

Figura 13. Construção da proteína de fusão (scFv-MICA). Diagrama esquemático da construção do vetor recombinante (pPICZα-scFv-MICA).

Diagrama esquemático da construção do vetor recombinante (pPICZα-scFv- MICA). Li: Iinkerl [(G4S)3], L2: linker2(G4S); *EcoRl eXbaI*: Sítios de restrição [1].

5.2.4. Transformação da *E coli DH5a* competente com pPICZα-<u>ScFv-MICA</u>

Cerca de 4µl do pPICZα-scFv-MICA recombinante foram adicionados a 80µl da *E coli DH5a* competente e o conteúdo foi misturado por agitação suave. A mistura de reação foi então colocada num banho de gelo durante 30 minutos. Em seguida, foi imediatamente colocada num banho de água circulante pré-aquecido a 42º C durante 90s com a ajuda de um suporte. Em seguida, foi transferido imediatamente para um banho de gelo e as células foram deixadas a arrefecer durante 2 minutos. Adicionou-se então um mililitro (1 ml) de meio LB aos tubos e incubou-se durante 45 minutos a 37º C para permitir que as bactérias recuperassem e expressassem o marcador de resistência a antibióticos codificado pelo plasmídeo. As culturas foram diluídas em série e uniformemente revestidas num meio LB sólido contendo 100µg /ml de Zeocin e incubadas a 37º C durante a noite. As colónias positivas foram colhidas e confirmadas por PCR de colónias. Foram depois enviadas para a Meiji Co. Ltd. (Xangai, China) para confirmação adicional [1].

5.2.5. PCR de colónias

Foi efectuada uma PCR de colónia para avaliar se a *E coli DH5a* competente foi transformada com êxito com o vetor recombinante pPICZα-scFv-MICA. Os clones positivos foram identificados e marcados. Uma parte (cerca de metade) destes clones foi então colhida e inoculada em 20 µl de ddH$_2$ O em configurações separadas. Em seguida, foram fervidas durante 10 minutos. As colónias fervidas foram utilizadas como temperado para a PCR de colónias [1].

Tabela 8. Condições da PCR de colónias:

ddH2O	17,75µl
Primário 1	1,25 µl
Cartilha 4	1,25 µl
Modelo (colónia cozida)	1,25 µl
10xBuffer	2,50µl
dNTP	0,50µl
enzima Taq	0,50µl
Volume total	25,0µl

94° C 5min→[94° C 30s→ 59.0° C 30s→72° C 3.5min] x30ciclos→72° C 10min→4° C 5min.

A análise do gel de agarose mostrou que algumas das colónias foram transformadas com sucesso e, por conseguinte, a PCR das colónias foi bem sucedida.

5.2.6. Construção do sistema de expressão *Pichia* pastoris/pPICZα-ScFv-MICA

O vetor recombinante pPICZα-scFv-MICA foi extraído de *DH5a* e purificado. Em seguida, foi linearizado utilizando a enzima *BstXI* (New England Biolabs, EUA). *Pichia pastoris* (estirpe X-33) foi então transformada com o vetor recombinante linearizado pPICZα-scFv-MICA através de electroporação [1].

5.2.7. Extração e purificação de pPICZα-scFv-MICA

O pPICZα-scFv-MICA foi extraído de *E coli DH5a* utilizando o Plasmid Miniprep Kit (BIOMIGA) de acordo com as instruções do fabricante. O vetor recombinante pPICZα-scFv-MICA foi linearizado utilizando a enzima *BstXI*.

Tabela 9. Condição de linearização:

pPICZα-scFv-MICA	23,0µl
10xbuffer	4.0µl
BstXI	3,0µl
Volume total	30,0µl

Incubado a 55° C durante 3,5h

5.2.8. Purificação do pPICZα-scFv-MICA linearizado com isopropanol

O isopropanol foi adicionado ao pPICZα-scFv-MICA linearizado e misturado numa proporção de 1:1. Em seguida, foi incubado a -20° C durante 30 minutos. Após a incubação, foi centrifugado a 13.000 rpm durante 15 minutos e o sobrenadante foi eliminado. O sólido (pPICZα-scFv-MICA) foi então lavado com metanol a 75%. Em seguida, foi centrifugado a 13 000 rpm durante 15 minutos e o sobrenadante foi novamente eliminado. O sólido (pPICZα- scFv-MICA) foi posteriormente lavado com metanol a 100% e centrifugado a 13 000 rpm durante 15 minutos, sendo o sobrenadante eliminado. O resíduo (pPICZα-scFv- MICA) foi então incubado até à secura a 37° C durante 1,5h. A pPICZα-scFv- MICA seca foi dissolvida em 50µl de ddH$_2$ O e a concentração foi determinada.

5.2.9. Preparação de *P. pastoris* competente para transformação

Cerca de 5 ml de *P. pastoris* (estirpe X-33) foram cultivados durante a noite em YPD num frasco cónico de 50 ml a 30° C. Subsequentemente, 0,05 ml da cultura nocturna foi inoculado em 50 ml de YPD fresco num balão de dois frascos de 200 ml e depois cultivado durante a noite até atingir um OD_{600} de 1,3-1,5. Foi então centrifugado a 1500xg durante 5min a 4° C para recolher o pellet de levedura. O sedimento foi ressuspendido em 50 ml de água esterilizada gelada (0° C). As células foram então centrifugadas como descrito acima e o pellet foi ressuspendido em 2ml de água estéril gelada (0° C). As células foram então centrifugadas como descrito anteriormente e ressuspendidas em 2 ml de sorbitol 1M gelado (0° C). As células foram novamente centrifugadas, como descrito anteriormente, e ressuspendidas em 0,1 ml de sorbitol 1M gelado, tendo sido mantidas em gelo e utilizadas no mesmo dia.

5.2.10. Transformação da *P. pastoris* competente com o pPICZα-scFv-MICA linearizado

Cerca de 80µl de *P. pastoris* competente foram misturados com 6µg do vetor recombinante linearizado pPICZα-scFv-MICA (em 6µl de água estéril) e transferidos para uma cuvete de electroporação de 0,2cm gelada. A cuvete com as células e o vetor recombinante foi incubada em gelo durante 5 minutos. As células foram então pulsadas (V: 1500, µF: 25) de acordo com os parâmetros para levedura e imediatamente adicionados 1ml de sorbitol 1M gelado. O conteúdo da cuvete foi transferido para um tubo EP estéril de 1,5 ml e incubado sem agitação a 30° C durante 1,5h. Cerca de 50-100µl do conteúdo do EP foram espalhados em placas YPD marcadas separadamente contendo a concentração apropriada de zeocina (100µg/ml) e incubados a 30° C por cerca de 3 dias até que as colônias fossem formadas. Os clones positivos foram então colhidos das placas YPD (100µg/ml de zeocina) para a expressão da proteína alvo (Fig. 4) [1].

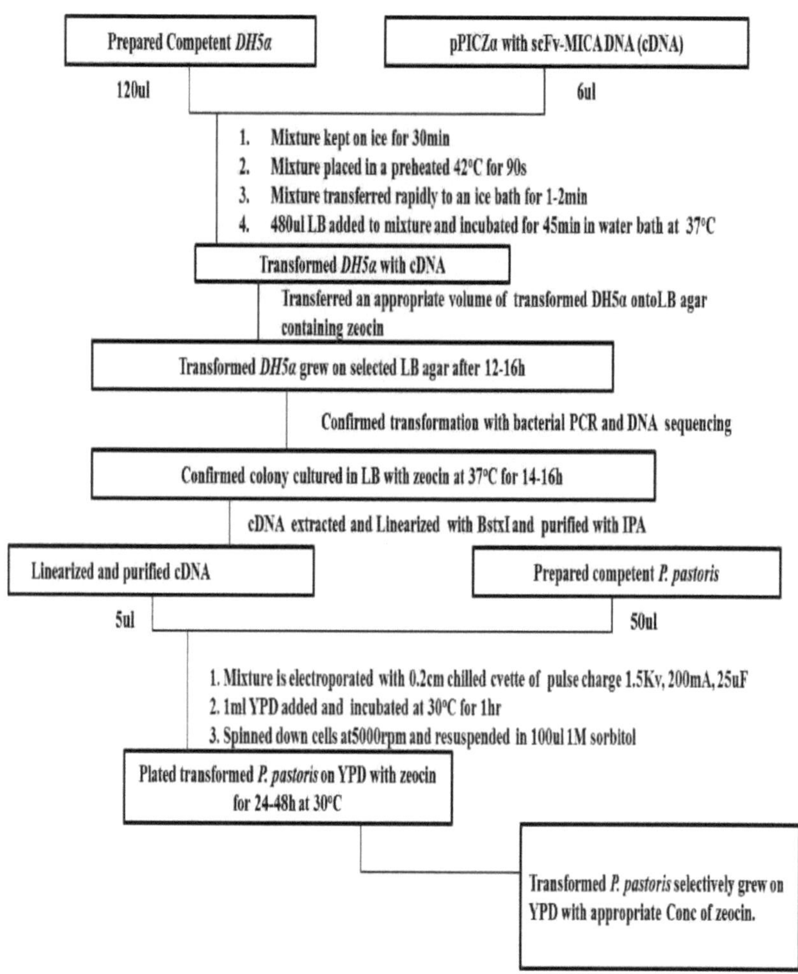

Figura 14. Fluxograma da transformação deDH5α e P pastoris.

5.2.11. Resumo

O novo anticorpo de fusão (scFv-MICA) foi gerado com êxito através da fusão da MICA com o scFv original para melhorar a sua eficácia. A estrutura da proteína de fusão foi concebida de modo a que os domínios α-1 e α-2, que são os locais de ligação ativa da MICA, fossem suficientemente flexíveis para se ligarem aos domínios extracelulares da NKG2D[2-3] expressos em células efectoras. Além disso, as (regiões determinantes complementares 1, 2 e 3) CDRl, CDR2 e CDR3 de VH e VL, que são os locais de ligação ativa no scFv, eram suficientemente flexíveis e livres para se ligarem a células tumorais

VEGFR2-positivas. Os domínios extracelulares da MICA foram fundidos com o fragmento V_L (C-terminal) do scFv, uma vez que o rastreio anterior apontou para o facto de o fragmento V_H ter uma atividade de ligação mais elevada do que o fragmento V_L. Por conseguinte, considerámos sensato expor mais o fragmento V_H e, em vez disso, ligar a MICA ao fragmento V_L para maximizar a atividade global do anticorpo de fusão.

O His-tag (18bp) foi diretamente fundido com o domínio α-3 da MICA para facilitar a purificação. O domínio α-3 da MICA foi considerado adequado para fundir o His-tag porque não tem ligação direta com a sinalização MICA-NKG2D [3,23]. Adicionalmente, foi utilizado um ligante mais curto (G4S) (15pb) na fusão de MICA com o scFv porque foi utilizado um ligante relativamente mais longo [$(G_4 S)_3$ (45pb)] na construção do scFv parental (o ligante entre V_H e V_L) [1]. Por conseguinte, considerou-se adequado utilizar um ligante mais curto ($G_4 S$) na fusão da MICA com o scFv (VL). Isto introduziu, sem dúvida, um pouco de rigidez e equilíbrio na estrutura da proteína de fusão, o que, acreditamos, manteve os fragmentos individuais em posições activas adequadas para uma ligação e atividade eficazes[24].

A Pichia pastoris foi transformada com êxito com o vetor recombinante pPICZα- scFv-MICA que contém a proteína de fusão pPICZα-scFv-MICA. Normalmente, é necessária uma concentração elevada do vetor recombinante para obter uma transformação bem sucedida [25-28]. Tendo em conta este facto, o vetor recombinante foi primeiramente clonado num hospedeiro procariótico *E coli DH5a*. As bactérias hospedeiras são conhecidas pela sua taxa de crescimento rápido e natureza robusta. A *E coli DH5a* transformada foi cultivada para obter um vetor recombinante pPICZα-scFv-MICA suficiente para transformar o nosso hospedeiro final *Pichia pastoris*. E, como esperado, foi obtida uma concentração suficiente do vetor recombinante pPICZα-scFv-MICA para transformar *o* nosso hospedeiro final *Pichia pastoris*. Ao contrário do hospedeiro bacteriano, *a Pichia pastoris* só pode ser transformada com sucesso com um vetor recombinante linearizado. Por conseguinte, o vetor recombinante foi linearizado utilizando a enzima *BstXI*. A enzima *BstXI* foi selecionada com base no facto de poder linearizar o vetor recombinante pPICZα-scFv-MICA na região 5'AOX1 (Fig. 5). Assim, a enzima podia cortar o vetor recombinante pPICZα-scFv-MICA a montante do códão de arranque. A enzima *BstXI* corta especificamente no local de restrição 707 pb a montante do códão de arranque. Outras enzimas igualmente boas que podem cortar o vetor recombinante pPICZα-scFv-MICA na região 5'AOX1 são *SacI*, que corta no sítio de restrição 209 pb, e *PmeI*, que corta no sítio de restrição 414 pb [29].

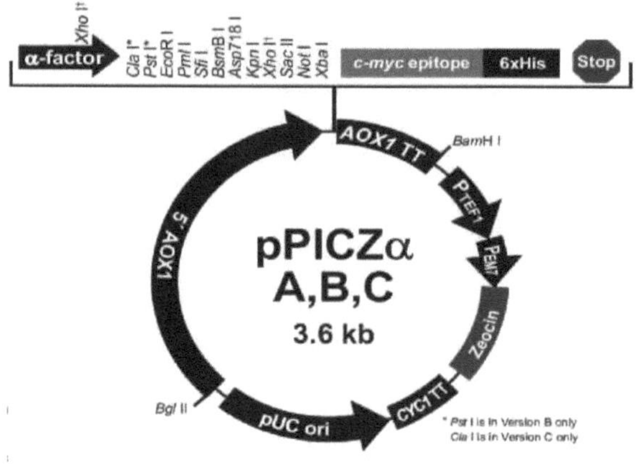

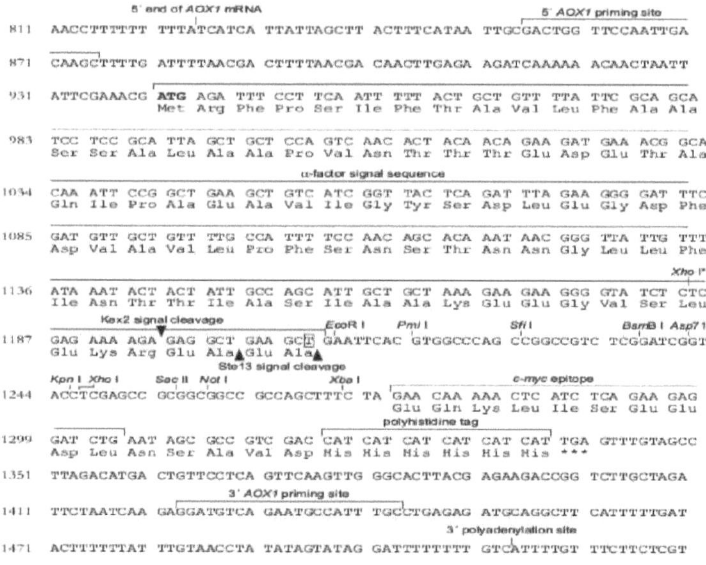

Figura 15. Mapeamento e sítios de clonagem múltipla no vetor pPICZα [29]

5.3. Expressão e caraterização do anticorpo de fusão

A expressão do anticorpo de fusão scFv-MICA foi efectuada através da utilização do sistema de construção *P. pastoris/pPICZα-scFv-MICA*. O hospedeiro *Pichia pastoris* (estirpe *Pichia* X-33) foi escolhido para a expressão da nossa proteína de fusão scFv-

MICA, embora existam opções igualmente boas e comuns em linhas celulares de mamíferos e hospedeiros procarióticos como as bactérias. A expressão em linhas celulares de mamíferos é muito dispendiosa, consome muito tempo e também requer conhecimentos especiais para se obter o melhor resultado. Além disso, os estudos preliminares sobre a expressão da MICA e do seu imunorreceptor NKG2D utilizando *E. coli* resultaram principalmente na formação de corpos de inclusão. Isto implicava que o hospedeiro bacteriano não podia ser utilizado para a expressão do anticorpo de fusão, que é mais pesado e mais complexo do que o MICA ou o NKG2D. *A Pichia pastoris*, tal como a maioria das células eucarióticas, exprime proteínas recombinantes solúveis corretamente dobradas com uma atividade relativamente elevada, que também é fácil de purificar [30-32]. Estes factores fundamentaram a decisão de utilizar *Pichiapastoris* como hospedeiro, para a expressão do anticorpo de fusão scFv-MICA. A expressão da proteína recombinante foi induzida com metanol [33,34]. Isto deve-se ao facto de o fragmento 5' conter o promotor AOX1 que regula a expressão do gene de interesse induzida pelo metanol. Assim, o metanol é necessário para induzir a expressão da proteína-alvo quando o vetor pPICZα é utilizado como vetor de construção, e é geralmente 0,5% de metanol diariamente durante 4-6 dias para uma expressão óptima. O vetor pPICZα contém um sinal de secreção do fator α para dirigir a expressão secretada da proteína recombinante. Assim, o sinal de secreção do fator α orienta a proteína recombinante para ser segregada no meio de cultura para facilitar o isolamento e a purificação. Outra caraterística importante e útil do vetor é a presença do gene de resistência à zeocina para seleção tanto em *E. coli* como em *Pichiapastoris*[6-7] . Tal como referido noutro local [30, 31], a principal dificuldade associada à expressão de proteínas recombinantes em *P. pastoris* é a degradação proteolítica da proteína alvo. As proteases vacuolares têm sido implicadas na degradação, devido à lise das células *P. pastoris* que aumenta 48h-72h após a indução [32]. Estudos realizados noutros locais empregaram muitas técnicas, tais como a temperatura limitada por lote alimentado (TLFB), realizando fermentações a pH 3·0 e adição de casaminoácidos ao meio, na tentativa de travar a degradação [30]. Uma expressão e purificação bem-sucedidas foram avaliadas por cromatografia de exclusão de tamanho, ensaio imunoenzimático quantitativo (ELISA), ensaio de imunotransferência, ressonância plasmónica de superfície (SPR) e ensaio de citometria de fluxo.

5.3.1. Cultura celular

As células endoteliais aderentes da veia umbilical humana (HUVECs) foram cultivadas em meio de cultura endotelial (ECM) suplementado com 5% (v/v) de soro fetal bovino (FBS) e 1% (v/v) de suplemento de crescimento de células endoteliais. A linha celular de rim embrionário humano HEK293 preservada em nosso laboratório foi cultivada em meio DMEM (alta glicose), suplementada com 10% (v/v) de soro bovino fetal (FBS). A linha de células leucémicas humanas U937 preservada no nosso laboratório foi cultivada em meio RPMI 1640, suplementado com 10% (v/v) de FBS.

5.3.2. Expressão e purificação do anticorpo de fusão

A expressão em larga escala foi feita selecionando o clone de maior expressão e induzindo a expressão com metanol. O anticorpo de fusão foi então purificado por cromatografia em coluna de níquel. Foram selecionados cinquenta (50) clones positivos do YPD e analisados por SDS-PAGE corado com Coomassie e western blot para selecionar a colónia de expressão elevada para expressão em grande escala. A colónia de elevada expressão foi cultivada durante a noite em 10 ml de meio líquido YPD (100μg/ml de zeocina) a 30° C e agitada a 220 rpm (OD_{600} : 2-4). Em seguida, foi subcultivada (1:1000) em 200ml de meio BMGY (Buffered Glycerol-complex Medium) contendo 0,5% de glicerol a 30° C e agitando a 220rpm durante a noite ($OD_{6\,00}$: 1-2). Em seguida, foi centrifugada (3000xg durante 5 minutos à temperatura ambiente) e o sobrenadante decantado. O pellet de células foi ressuspendido até atingir uma OD_{e00} de 1,0 em 200 ml de meio BMMY (Buffered Methanolcomplex Medium) com 0,5% de metanol para induzir a expressão e, em seguida, foi colocado na incubadora para continuar o crescimento (30° C e agitação a 220 rpm). O metanol puro esterilizado foi adicionado a uma concentração final de 0,5% de metanol a cada 24 horas para manter a indução por mais quatro dias. No sexto dia, a proteína de fusão segregada foi colhida através da recolha do sobrenadante e da purificação por cromatografia em coluna de níquel (tampão de ligação: 20mM fosfato de sódio, 0,5M NaCl, 20mM imidazol, pH7,4; tampão de eluição: 20mM Fosfato de sódio, 0,5M NaCl, 100mM Imidazol, pH7,4) (Fig. 6). A proteína purificada foi analisada por SDS-PAGE corado com Coomassie e western blot.

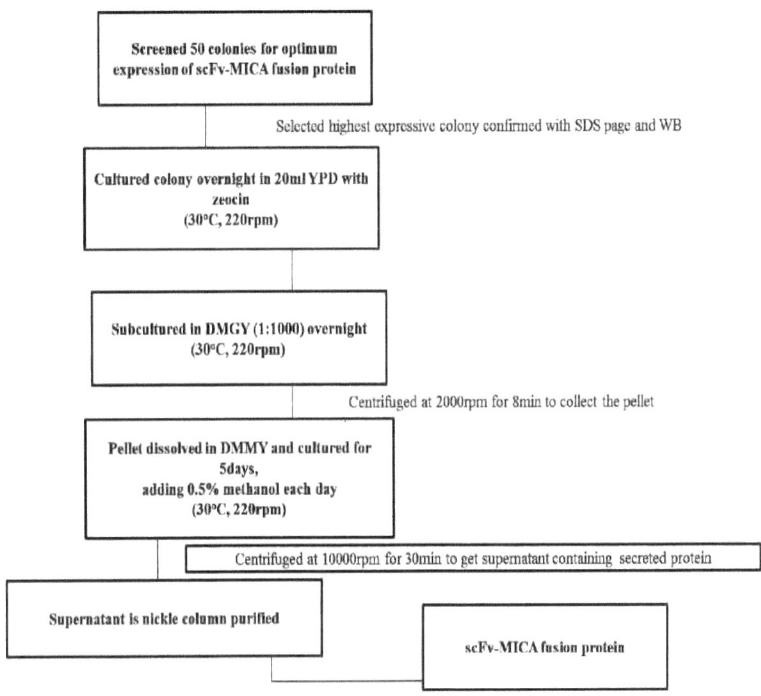

Figura 16. Diagrama de fluxo da expressão da proteína de fusão.

5.3.3. Análise por cromatografia de exclusão de tamanho do anticorpo de fusão

Foi realizada uma cromatografia de exclusão de tamanhos para avaliar a pureza da proteína de fusão e também para determinar se o anticorpo de fusão é expresso como agregado ou monomérico. A cromatografia foi efectuada num sistema de HPLC da série Agilent 1200 (Agilent Corp., Santa Clara, CA, EUA), equipado com uma bomba binária, um micro desgaseificador, um amostrador automático e um compartimento de coluna controlado por termóstato. A separação cromatográfica foi efectuada a 25° C numa coluna TSK-gel G3000 SWXL (7,8 mm x 300 mm, 6 μm). A fase móvel consistiu em 0,3mol de NaCl, 25mmol de Na2HPO4, 25mmol de NaH2PO4 preparado tolL utilizando H$_3$ PO4 para ajustar o pH a 6,3. O comprimento de onda de 278nm foi escolhido como o comprimento de onda adequado para a deteção no detetor de UV. A taxa de fluxo foi de 0,7ml/min sob condição isocrática e 20 μl da proteína (1mg/ml) injetada no sistema HPLC. O tempo de retenção foi de 11.801 min.

A pureza da purificação da proteína de fusão (grau SDS- PAGE) foi superior a 90%, de acordo com a quantificação da fotografia Imager. A análise da cromatografia de exclusão de tamanho também revelou que o anticorpo de fusão não formava agregados estáveis. O peso molecular da proteína de fusão foi de ~70KDa. Este valor é consistente com o peso molecular esperado. O rendimento final da proteína de fusão purificada foi de 100,2 mg/L e foi calculado utilizando o ensaio de Bradford. Os dados sugerem que a expressão e a purificação da proteína de fusão foram efectuadas com sucesso e que a proteína de fusão era principalmente monomérica [1].

5.3.4. Análise por immunoblotting do anticorpo de fusão

A capacidade de ligação do anticorpo de fusão foi avaliada por análise de western blot. O anticorpo de fusão é constituído pelas moléculas scFv e MICA. Por conseguinte, a sua capacidade de ligação foi avaliada utilizando o antigénio KDR3 e o recetor NKG2D. NKG2D ou KDR3 e scFv (controle) de concentração 100μg/ml foram carregados em 15% (w/v) SDS-PAGE para eletroforese e transferidos para membrana de polivinilidenodifluoreto (PVDF) (Millipore). Isto foi efectuado durante 1,5 horas num aparelho de blotting (Bio-Rad) sob uma tensão constante de 100 V. A membrana foi bloqueada em tampão de bloqueio TBS (20mM Tris-HCl, pH 7,4, 150mM NaCl) com 5% (w/v) de leite desnatado a 37º C durante 2h. A membrana foi então lavada três vezes com TBS e incubada com 0,35mg/ml de proteína de fusão a 4^0 C durante a noite. Posteriormente, foi lavada três vezes com TBST (TBS contendo 0,05% de Tween-20) e TBS e depois incubada com o anticorpo monoclonal MICA (1:2000, Rato, Código: K0217-3, Clone: AMO1, Concentração: 1mg/ml. Medical & Biological Laboratories Co., LTD) a 37º C durante 2h. Em seguida, foi lavada com PBS e incubada com IgG de cabra anti-rato conjugada com HRP (1:5000, Millipore) a 37^0 C durante 1,5h. Após sucessivas lavagens, como descrito anteriormente, os blots foram tratados com solução de quimioluminescência melhorada (ECL) e expostos num sistema de imagem em gel (Bio-Rad). A KDR3 foi expressa no nosso laboratório utilizando o sistema de expressão *E. coli BL21(DE3)/*pET22b-KDR3 conservado no nosso laboratório [1].

5.3.5. Ensaio de imunoabsorção enzimática quantitativa

A capacidade da proteína de fusão para se ligar ao antigénio KDR3 e ao recetor NKG2D foi ainda avaliada por ELISA. Duas placas de 96 poços não tratadas foram revestidas a

100µl/poço com 1000nM NKG2D ou KDR3 diluído em tampão de plaqueamento (0,05M NaHCO3, pH9,6) e incubadas durante a noite a 4° C. O tampão de plaqueamento foi depois removido e os poços bloqueados com PBS contendo 5% de leite desnatado (200µl/poço contendo 5% de leite desnatado) e incubados durante 2h a 37° C. As placas foram então lavadas três vezes com PBST (PBS contendo 0,05%Tween-20) e PBS. Em seguida, foram incubadas com diluições em série da proteína de fusão (0,5, 1, 2, 3,9, 7,8, 15,6, 31,3, 62,5, 125, 250, 500, 1000nM) à temperatura ambiente durante 1,5h. Os poços não tratados foram utilizados como controlo. As placas foram lavadas com PBST e PBS e depois incubadas com o anticorpo mAb MICA (1:2000) diluído em leite desnatado a 3% à temperatura ambiente durante 1,5 h. Após a lavagem, tal como descrito anteriormente, foi então adicionada IgG de cabra anti-rato conjugada com HRP (1:5000, Millipore) e incubada durante mais 1,5 horas à temperatura ambiente. A solução foi eliminada e os poços lavados conforme descrito acima. Por fim, adicionou-se substrato de peroxidase TMB (BBI) seguido de 50µl de ácido sulfúrico 2,5M para parar a ação da enzima. A absorvância foi medida a OD_{450} -OD_{630} .

Foi efectuado um teste ELISA para avaliar a capacidade da proteína de fusão para se ligar a KDR3 e NKG2D recombinantes. A proteína de fusão demonstrou uma ligação específica tanto à KDR3 como à NKG2D. A ligação aumentou com o aumento da concentração da proteína de fusão. A especificidade da ligação foi ainda confirmada pelo ensaio de immunoblotting com KDR3 recombinante (17KDa), NKG2D (16KDa) e scFv de controlo negativo (28KD). O anticorpo de fusão demonstrou uma ligação específica tanto ao KDR3 (15KDa) como ao NKG2D (16KDa), mas não ao scFv de controlo negativo não relacionado. Este facto provou que o anticorpo de fusão é constituído pelos componentes corretos (scFv e MICA) [1].

5.3.6. Cinética de ligação do anticorpo de fusão

A cinética de ligação do anticorpo de fusão foi avaliada com um instrumento Biacore X100(GE) (Biacore X100, GE Healthcare, Suécia) a 25° C. Em primeiro lugar, o tampão de funcionamento (10mM HEPES, 150mM NaCl, 0,005% Surfactant polysorbate 20, 50µM EDTA a pH7,4) e o tampão do dispensador (10mM HEPES, 150mM NaCl, 0,005% Surfactant polysorbate20, 3mM EDTA) foram filtrados e desgaseificados antes da sua utilização. Subsequentemente, a proteína de fusão foi diluída no tampão de corrida e imobilizada no Sensor Chip CM5 (GE Healthcare, BR-1000-12) com uma densidade de unidade de ressonância (RU) alvo de 2000. O KDR3 (250,125, 62,5,31,5,15,6, 7,8nM) ou NKG2D (250, 125, 62,5, 31,5, 15,6, 7,8nM) foi então injetado em diferentes concentrações. A captura foi feita a uma taxa de fluxo constante de 40µl/min. Finalmente, foram obtidos sensorgramas em cada concentração e avaliados com o programa BIA Evaluation 2.0 e as constantes cinéticas de associação (k_a), dissociação (k_d) e constante de equilíbrio K_D foram calculadas com o modelo de ligação 1:1.

O valor da constante de equilíbrio K_D foi calculado conforme descrito anteriormente (Ref). O K_D calculado entre a proteína de fusão e a KDR3 foi de $3,95 \times 10^{-8}$ M, sendo k_a e kd de $6,77 \times 10^9$/MS e 267,4/S, respetivamente (Fig. 5A). Além disso, o K_D da proteína de fusão contra NKG2D foi de $6,13 \times 10^{-7}$ M, com k_a e k_d sendo $4,26 \times 10^6$/MS e261/S, respetivamente. Os dados mostraram uma taxa de associação crescente com o aumento da concentração de KDR3 e NKG2D. Todo o processo pode ser descrito como uma associação rápida e uma dissociação lenta. Isto confirma ainda a especificidade de ligação da proteína de fusão ao antigénio KDR3 e ao recetor NKG2D [1].

5.3.7. Ensaio de citometria de fluxo

O objetivo era avaliar a capacidade da proteína de fusão para se ligar ao VEGFR2 nativo e ao NKG2D expresso em HUVECs e U937, respetivamente. Os ensaios de citometria de fluxo foram efectuados utilizando células HUVEC, U937 ou HEK293. Cerca de 5×10^5 destas células por amostra foram suspensas em PBS contendo 5% de BSA e incubadas com 2000nM de proteína de fusão a 4° C durante 1h. As células foram então incubadas com anticorpo policlonal de afinidade purificado de coelho (sc-803) ou de cabra (sc-803-G) com sonda His (H-15) (Santa Cruz Biotechnology). Por fim, as células foram lavadas e os ensaios de biding foram realizados com um citómetro de fluxo BD FACS. MICA, scFv e PBS foram utilizados como controlos [1].

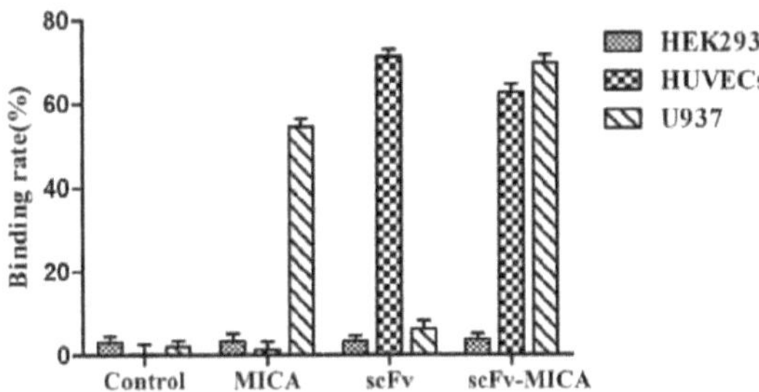

Figura 17. Análise quantitativa da especificidade de ligação da proteína de fusão ao NKG2D nativo e ao KDR (VEGFR2).

O anticorpo de fusão demonstrou uma ligação específica às células U937 que expressam NKG2D e às células HUVEC positivas para VEGFR2 [1].

O anticorpo de fusão, tal como o scFv original, demonstrou uma ligação específica às células HUVEC positivas para VEGFR2, com uma taxa de ligação de -62,7% (Fig. 7). Além disso, a proteína de fusão, tal como o controlo positivo MICA, apresentou uma ligação significativa às células U937 positivas para NKG2D, com uma taxa de ligação de -69,7%. E, como esperado, a proteína de fusão, o scFv e a MICA não demonstraram uma ligação significativa à linha celular de controlo negativo HEK293, confirmando a sua especificidade de ligação. Por conseguinte, o anticorpo de fusão demonstrou especificidade na ligação ao EGFR2 nativo e ao NKG2D.

5.3.8. Resumo

O hospedeiro *P. pastoris* foi utilizado na construção e na expressão da proteína-alvo porque, ao contrário dos hospedeiros bacterianos, *P. pastoris* é capaz de expressar proteínas extracelulares recombinantes bioactivas solúveis de mamíferos [25, 28, 31, 32, 35-37], o que pode dever-se ao facto de ser eucariota. Outra consideração importante que pesou na escolha de *P. pastoris* foi o facto de, ao contrário da igualmente boa linha de células hospedeiras de mamíferos, o custo de produção ser relativamente baixo e também não exigir conhecimentos especiais para manusear *P. pastoris*. No entanto, Jahic et al, [32] relataram uma dificuldade particular associada à expressão da proteína recombinante em *P. pastoris*. A dificuldade é a degradação proteolítica da proteína alvo, que foi atribuída à libertação de proteases do vacúolo de *P. pastoris*, especialmente quando as células *de P. pastoris* são lisadas durante o processo de expressão. Esta lise celular aumenta após 48h-72h após a indução [32]. Também pode ocorrer imediatamente após a colheita da proteína-alvo.

Estudos realizados noutros locais empregaram várias técnicas, tais como a temperatura limitada por lote alimentado (TLFB), realizando fermentações a pH 3·0 e a adição de casaminoácidos ao meio para travar a degradação da proteína alvo[31, 32]. Neste estudo, notamos que o pico da degradação proteolítica ocorre poucas horas após a colheita do sobrenadante contendo a proteína alvo. No entanto, não foi utilizada nenhuma das técnicas acima mencionadas, utilizadas noutros locais para evitar a possível degradação [32]. A degradação proteolítica adicional foi evitada purificando a proteína-alvo imediatamente após a colheita do sobrenadante ou salgando [(NH)$_{42}$ SO$_4$] a proteína-alvo e dissolvendo-a subsequentemente no tampão de carregamento (tampão para purificação) e conservando-a a 4º C durante um curto período até à sua purificação. As medidas tomadas para travar esta degradação proteolítica foram bem sucedidas, provavelmente porque as enzimas de degradação proteolítica dos vacúolos das células de levedura lisadas continuavam activas e eram ainda mais devastadoras no sobrenadante, mesmo depois de as células de levedura terem sido filtradas. Estas intervenções permitiram obter uma concentração de proteína scFv-MICA indiscutivelmente elevada de 100,2 mg/L. Também se verificou que, quando mais células são lisadas, ocorre uma elevada degradação proteolítica. Portanto, a degradação proteolítica poderia ser evitada minimizando a contaminação da cultura, tanto quanto possível.

A construção produziu com sucesso uma proteína de fusão com mais de 90% de pureza (grau SDS-PAGE), de acordo com a quantificação da fotografia Imager. Este facto foi corroborado pela análise da cromatografia de exclusão de tamanho. O peso teórico da proteína de fusão 70KD foi confirmado pela análise SDS-PAGE corada com Coomassie. Como indicado pela análise cromatográfica de exclusão de tamanho e pelos dados de SDS-PAGE corados com Coomassie, a proteína de fusão era principalmente monomérica. Por conseguinte, espera-se que a ocorrência de ativação policlonal não específica normalmente associada a agregados de proteínas seja reduzida com a proteína de fusão.

A capacidade da proteína de fusão para se ligar ao antigénio recombinante KDR3 (VEGFR2) e ao recetor NKG2D foi avaliada por ELISA, SPR e ensaios de imunobloting. Como os dados mostram, a proteína de fusão demonstrou uma ligação específica tanto ao VEGFR2 recombinante como ao NKG2D, o que dá crédito ao facto de a proteína de fusão ser constituída pelos constituintes corretos e de os constituintes individuais (scFv e MICA) terem mantido as respectivas propriedades funcionais. Foi efectuada uma investigação adicional para avaliar se a proteína de fusão pode ligar-se ao VEGFR2 e ao NKG2D nativos utilizando o ensaio de citometria de fluxo. Os dados mostraram que a proteína de fusão demonstra uma ligação específica tanto ao VEGFR2 nativo como ao NKG2D, confirmando a capacidade da proteína de fusão para se ligar ao antigénio VEGFR2 e ao recetor NKG2D.

Em conclusão, expressámos e purificámos com sucesso a proteína de fusão, que era principalmente monomérica por análise de cromatografia de exclusão de tamanho. O hospedeiro de expressão *P. pastoris* revelou-se eficiente. Embora tenha havido degradação proteolítica, conseguimos minimizá-la reduzindo o período entre a colheita e a purificação da proteína alvo. A pureza da proteína alvo foi superior a 90%, o que significa que podem ser efectuados mais estudos com a proteína de fusão. Além disso, a caraterização da proteína de fusão foi bem sucedida e demonstrou especificidade de ligação a NKG2D e VEGFR2 recombinantes e nativos.

5.4. Avaliação da atividade anti-angiogénica da proteína de fusão

A angiogénese, que é a formação de novos vasos sanguíneos, desempenha um papel importante no crescimento e na cicatrização de células saudáveis, embora também tenha sido implicada no desenvolvimento de várias doenças, incluindo o cancro [22]. As células cancerosas atingem um determinado tamanho ($1-2mm^3$) e necessitam de oxigénio e de outros nutrientes do sangue para perpetuar o seu crescimento e poderem invadir tecidos e órgãos vizinhos através de um processo denominado metástase [38]. Por este motivo, cada etapa do processo de angiogénese é considerada um alvo potencial para o desenvolvimento de possíveis novos medicamentos contra o cancro [39-47]. Isto explica porque é que os inibidores da angiogénese são imperativos no tratamento do cancro [48, 49]. E embora o tratamento do cancro com estes inibidores da angiogénese possa estar associado a efeitos secundários, como dificuldades de cicatrização de feridas, fadiga, hipertensão arterial, ataques cardíacos, etc., estes podem ser facilmente geridos [48]. Medicamentos como o Avastin (Bevacizumab), o Ranibizumab e o Aflibercept demonstraram claramente nos últimos tempos uma eficácia antitumoral através da antiangiogénese [38, 48, 50, 51]. O Recetor 2 do Fator de Crescimento Endotelial Vascular (VEGFR2; KDR em humanos) é um membro da família dos receptores do VEGF (VEGFR), que regula a formação de vasos sanguíneos e linfáticos [52]. A família VEGFR é expressa principalmente em células endoteliais e em muitos cancros [52, 53]. O VEGFR-2, que é o principal recetor para a angiogénese em células tumorais, tem uma atividade competente de tirosina quinase e está principalmente associado à angiogénese mediada pela proteína VEGF [53]. O VEGF estimula a homodimerização do VEGFR-2, o que contribui para uma forte autofosforilação dos resíduos de tirosina do VEGFR-2 [54]. Uma vez autofosforilado, o VEGFR-2 inicia a MAP-quinase e a síntese de ADN pela via da fosfolipase-Cg-proteína quinase-C, conduzindo à angiogénese patológica [55]. Outras vias dependentes do VEGFR-2 que foram estudadas e comunicadas incluem a quinase de adesão focal PI3K-PKB-AKT, a quinase Src, a família Rho de GTPases e outras proteínas de acoplamento multifuncionais e adaptadores, tais como TSAd, Shb, Gabl e Gab2, Crk e Nck [53, 56]. Muitos relatórios forneceram provas diretas e indirectas de que o VEGFR-2 pode desempenhar um papel importante no desenvolvimento do cancro, podendo, por conseguinte, ser utilizado como alvo para a terapia de tumores [57]. Por conseguinte, a segmentação do VEGFR2 pode ser clinicamente benéfica e conveniente para minimizar a ativação da sinalização MAPK e AKT e a inibição da angiogénese para o tratamento do cancro. O tratamento destas importantes vias de sinalização é o caminho a seguir para o tratamento do cancro.

5.4.1. Cultura celular

As células endoteliais aderentes da veia umbilical humana (HUVECs) foram cultivadas em meio de cultura endotelial (ECM) suplementado com 5% (v/v) de soro fetal bovino (FBS) e 1% (v/v) de suplemento de crescimento de células endoteliais. A linha celular de rim embrionário humano HEK293 preservada em nosso laboratório foi cultivada em meio DMEM (alta glicose), suplementado com 10% (v/v) de soro fetal bovino (FBS) [1].

5.4.2. Ensaio de proliferação celular

Foi efectuado um ensaio de proliferação celular para avaliar o potencial antiangiogénico do anticorpo de fusão em células cancerígenas. As linhas celulares utilizadas foram HUVECs e células K562 com células HEK293 como linha celular de controlo negativo. As células HUVECs, K562 ou HEK293 ($4x10^3$ células/poço) foram semeadas numa placa de 96 poços e incubadas a 37º C durante 24 horas. Diferentes concentrações da proteína de fusão (0nM, 3,9nM, 7,8nM, 15,6nM, 31,2nM, 62,5nM, 125nM, 250nM, 500nM e 1000nM) foram então adicionadas aos poços e incubadas a 37^0 C por 24, 48 ou 72h. Os grupos não tratados foram utilizados como veículo de controlo. Após a incubação de 24, 48 ou 72 horas, a viabilidade celular foi quantificada pelo ensaio MTT e as taxas de inibição expressas em percentagem em relação ao controlo do veículo (100%) [1].

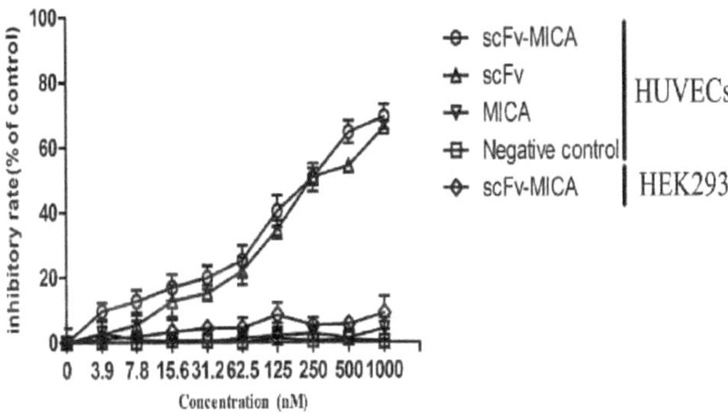

Figura 18. Avaliação da capacidade inibitória da proteína de fusão sobre a proliferação das células HUVEC e HEK293 (linha celular de controlo negativo).

O anticorpo de fusão (IC_{50} : ~333.186nM às 48h) e o scFv (controlo) demonstraram uma capacidade inibitória significativa na proliferação das células HUVEC. No entanto, a MICA não mostrou qualquer efeito de inibição nas células HUVEC. Além disso, o anticorpo de fusão não apresentou efeito inibitório em células HEK293 VEGFR2-negativas, demonstrando especificidade.

(Valores representados por média ± DP, n= 3, *p < 0,05, **p < 0,01, versus controlo não tratado) [1].

O efeito inibitório do anticorpo de fusão na proliferação das células HUVEC e K562 foi dependente do tempo e da dose (Fig. 8). Os valores IC_{50} ~333,186nM, ~248,198nM e

~186,816nM foram registados às 24h, 48h e 72h, respetivamente. O scFv parental, que foi utilizado como controlo positivo, também demonstrou um efeito restritivo significativo na proliferação de células HUVEC (IC_{50} ~313.166nM às 48h). Além disso, o anticorpo de fusão não mostrou capacidade inibitória significativa na linha celular não relacionada HEK293 que não expressa o antigénio VEGFR-2, sugerindo especificidade.

Os dados demonstraram, portanto, que o anticorpo de fusão foi capaz de restringir a proliferação das células HUVEC e K562 e que manteve a eficácia antiangiogénica do scFv parental. Por conseguinte, pode ser utilizado como agente antiangiogénico.

5.4.3. Ensaio de cicatrização de feridas

O ensaio foi realizado para avaliar a capacidade do anticorpo de fusão para restringir a migração de células cancerígenas associadas à angiogénese tumoral. As HUVECs de concentração $2x10^5$ cell/well foram semeadas numa placa de 12 poços e submetidas a um período de fome de 12h, incubando com ECM sem soro. Posteriormente, as células em monocamada foram raspadas com uma ponta de pipeta de 1 ml e lavadas suavemente três vezes com PBS. Posteriormente, foram incubadas com diferentes concentrações da proteína de fusão (0nM, 20nM, 100nM e 500nM) durante 0, 12, 16, 20 ou 24h, e as imagens foram captadas com o microscópio de fluorescência OLYMPUS no mesmo campo a 0,12,16,20 e 24h, respetivamente. A capacidade de cicatrização da proteína de fusão foi definida pelos rácios da diminuição da largura do risco após 12, 16, 20 e 24 horas, respetivamente, em relação à largura do risco inicial no mesmo campo, e calculada da seguinte forma

$$Rate\ of\ wound\ healing\ (\%)$$
$$= \frac{(\text{Initial SW} - \text{SW of corresponding time point})}{\text{Initial SW}} \times 100$$

em que "SW" se refere à largura do risco

As experiências foram efectuadas de forma independente pelo menos três vezes. MICA, scFv e PBS foram utilizados como controlos.

A largura do intervalo dos grupos tratados com PBS (controlo) e MICA (controlo) diminuiu mais rapidamente de 0 a 24 horas, em comparação com os grupos tratados com o anticorpo de fusão e o scFv (controlo positivo) (Fig. 9). Além disso, o anticorpo de fusão e o scFv original apresentaram uma contenção dependente da dose, confirmando a capacidade antiangiogénica do anticorpo de fusão [1].

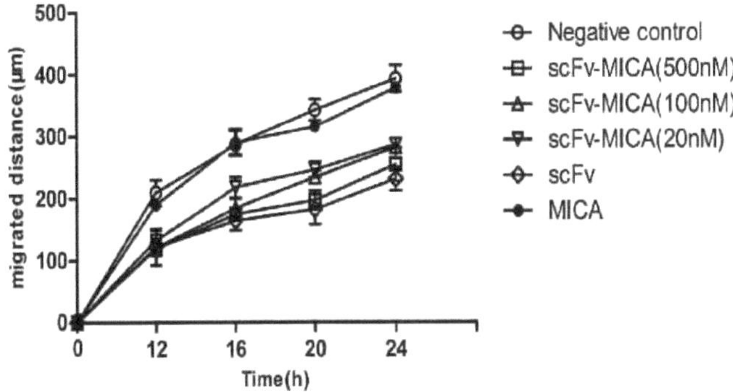

Figura 19. Quantificação da capacidade inibitória da proteína de fusão na migração de célulasHUVEC.

A análise quantitativa do ensaio de cicatrização de feridas revelou que as HUVECs tratadas com a proteína de fusão migraram mais lentamente após a ferida em comparação com as HUVECs tratadas com MICA e com o controlo negativo (PBS) [1].

5.4.4. Ensaio de invasão Transwell

O ensaio de invasão Transwell foi realizado para avaliar a capacidade do anticorpo de fusão para inibir a invasão de tecidos saudáveis por células cancerígenas. A capacidade das células cancerosas para invadir células saudáveis é uma caraterística importante da angiogénese tumoral. As células HUVEC ($1x10^4$), tratadas com diferentes concentrações do anticorpo de fusão (20nM, 100nM e 500nM), foram suspensas em meio isento de soro e adicionadas às 24 câmaras transwell superiores revestidas com 20μl de Matrigel (Millipore, Billerica, EUA). Posteriormente, as câmaras inferiores foram preenchidas com 600μl de ECM e 1% (v/v) de ECGS, e depois incubadas por 12h. Posteriormente, as células não invasivas na superfície superior da membrana foram removidas com cotonetes de algodão e as células invadidas foram fixadas com polioximetileno a 4% durante 20 minutos e lavadas três vezes com PBS. As células foram então coradas com violeta cristalino a 1% (w/v) e lavadas três vezes com água destilada. As imagens foram então capturadas com um microscópio invertido OLYMPUS com uma ampliação de X100 e as células foram contadas com o programa

Image-pro-plus. As percentagens de invasão foram quantificadas com base na amostra não tratada (controlo). As experiências foram efectuadas de forma independente pelo menos três vezes. MICA, scFv e PBS foram utilizados como controlos [1].

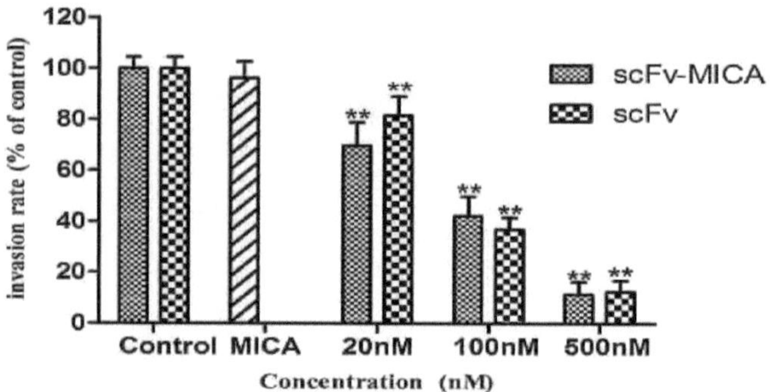

Figura 20. Quantificação da capacidade inibitória da proteína de fusão na invasão transwell pelas células HUVEC.

Análise quantitativa do ensaio de invasão transwell indicando que o anticorpo de fusão suprimiu a invasão de HUVECs de forma dependente da dose. (Os dados foram apresentados como a média ± SD, n= 5, *p < 0,05, **p < 0,01, versus grupo não tratado) [1].

A proteína de fusão demonstrou uma inibição dependente da dose da invasão das células HUVEC. Foram registadas taxas de inibição de -87,5%, -60% e -30% nas concentrações de 500nM, 100nM e 20nM do anticorpo de fusão, respetivamente, tendo o scFv parental (controlo positivo) também demonstrado um efeito restritivo significativo na invasão das HUVEC (Fig. 10). E, como esperado, o PBS e o MICA não demonstraram qualquer capacidade de contenção significativa da invasão das HUVECs. Este resultado corroborou o facto de a proteína de fusão poder ser um potencial agente antiangiogénico [1].

5.4.5. Ensaio de formação de tubos

A capacidade das células cancerosas para induzir a formação de tubos é também uma caraterística importante associada à angiogénese tumoral, pelo que a capacidade da proteína de fusão para inibir a formação de tubos foi avaliada utilizando HUVECs. O matrigel (BD Biosciences) foi descongelado no gelo durante 24 horas e foram colocadas alíquotas de 50μl por poço numa placa de cultura de tecidos de 96 poços e incubadas a 37° C durante 1 hora para solidificar. Foram semeadas 1×10^4 células HUVEC na placa de 96 poços. Foram então adicionados 100μl de ECM suplementado com 1% (v/v) de ECGS. Posteriormente, foi incubado com diferentes concentrações do anticorpo de fusão (0, 20, 100 e 500 nM) durante 8h. Posteriormente, a formação de tubos endoteliais foi fotografada com um microscópio OLYMPUS invertido com ampliação de X100 e contada com o programa image-pro-plus. As experiências foram efectuadas de forma independente pelo menos três vezes. MICA, scFv e PBS foram utilizados como controlos [1].

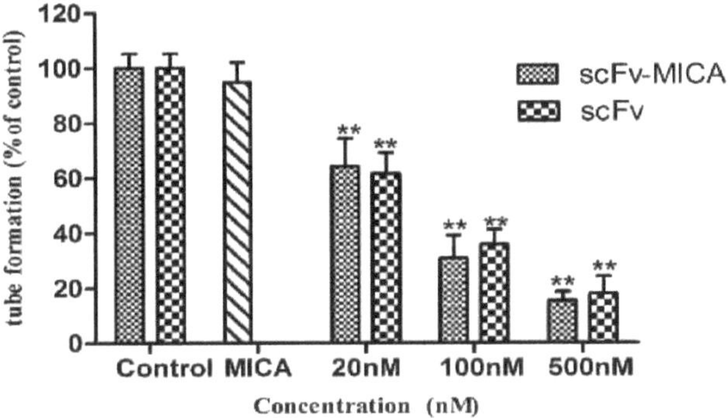

Figura 21. Quantificação da capacidade inibitória do anticorpo de fusão na formação de tubos das células HUVEC.

A análise quantitativa do ensaio de formação de tubos indica que o anticorpo de fusão demonstrou um efeito inibitório significativo na formação de tubos pelas células HUVEC de uma forma dependente da dose (os dados foram apresentados como média ± DP, n= 5, *$p<0,05$, **$p<0,01$, versus grupo não tratado) [1].

O anticorpo de fusão demonstrou uma inibição dependente da dose da formação de tubos pelas células HUVEC. Foram registadas taxas de destruição da rede de tubos de - 80%, -70% e -40% quando as células HUVEC foram tratadas com 500nM, 100nM e 20nM de anticorpo de fusão, respetivamente (Fig. 11). O scFv original (controlo positivo) também demonstrou uma taxa significativa de destruição de tubos. E, como previsto, o PBS (controlo) e a MICA não apresentaram tendências significativas de destruição da rede de tubos. O anticorpo de fusão tem a capacidade de anular a formação de tubos capilares e, por conseguinte, pode ser um potencial agente anti-angiogénico [1].

5.4.6. Análise Western blot

O VEGFR-2 modera a proliferação e migração das células endoteliais através da regulação da expressão de P38 MAPK. Portanto, para investigar os efeitos inibitórios do anticorpo de fusão na proliferação e migração de HUVECs, foi examinado o efeito inibitório da proteína de fusão na fosforilação de P38 MAPK. 2×10^5 HUVECs foram semeados em uma placa de 6 poços, tratados com diferentes concentrações da proteína de fusão (0, 20, 100, 200 e 500nM) por 1h após a inanição e depois induzidos com 10ng/ml VEGF por 1h adicional. Com a ajuda do tampão RAPI adquirido da Beyotime, Shanghai, China, os extractos de células inteiras foram colhidos. As proteínas foram então resolvidas por eletroforese e transferidas para membranas de PVDF. A membrana foi colocada em tampão de bloqueio TBS (20mM Tris-HCl, pH 7,4, 150mM NaCl) com 5% (w/v) de leite desnatado a 37° C durante 2h. A membrana foi lavada três vezes com TBST (TBS contendo 0.05% Tween-20) e TBS e, em seguida, incubada com os anticorpos primários específicos anti-β-actina (Anbo, EUA), anti-AKT (Cell Signaling, EUA) e anti-P38 MAPK (Anbo, EUA), e anti-AKT fosfo-específico (Ser^{473}) (EPITOMICS, Burlingame, CA) e anti-P38 MAPK (Thr^{180} /Tyr^{182}) (Cell Signaling, EUA), a 4^0 C durante a noite. Em seguida, foram lavadas com PBS e incubadas com IgG de cabra anti-rato conjugada com HRP (1:5000, Millipore) a 37^0 C durante 1,5h. Após sucessivas lavagens, tal como descrito anteriormente, os blots foram tratados com solução de quimioluminescência melhorada (ECL) e expostos num sistema de imagem em gel (Bio-Rad) [1].

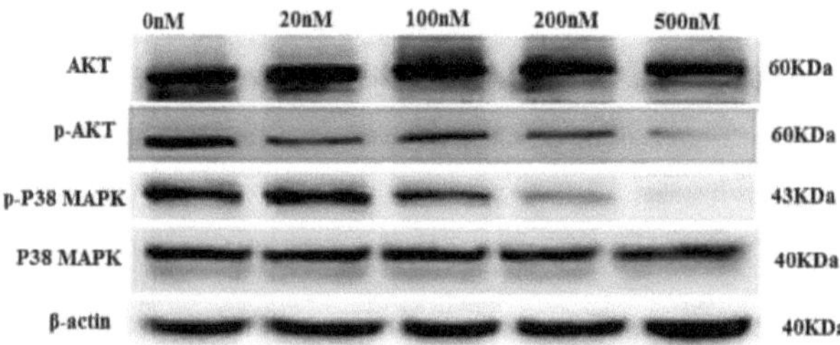

Figura 22. Análise de Western blot da inibição da via de sinalizaçãoVEGFR-2-VEGF.

Os resultados de Western blotting mostram que a proteína de fusão inibiu de forma dependente da dose a ativação da proteína cinase a jusante mediada por VEGFR-2 de AKT e P38 MAPK [1]·

O anticorpo de fusão inibiu, de forma dependente da dose, a fosforilação de P38 MAPK, sugerindo que o anticorpo de fusão restringiu a proliferação celular e a migração das células endoteliais através do bloqueio das actividades da proteína cinase a jusante do VEGFR-2 (Fig. 12). Além disso, a fosforilação da Tyrll75 doVEGFR-2 leva à ativação da AKT, que é uma importante via de transdução de sinal que controla a proliferação celular, a sobrevivência e a transformação maligna. Por conseguinte, foi avaliado o efeito do anticorpo de fusão na ativação da AKT a jusante. A proteína de fusão inibiu de forma dependente da dose a fosforilação da sinalização AKT, confirmando ainda mais o potencial anti-angiogénico do anticorpo de fusão [1].

5.4.7. Resumo

Era imperativo avaliar se o anticorpo de fusão mantinha a propriedade antiangiogénica do scFv parental, pelo que a sua tendência antiangiogénica foi avaliada através de ensaios de proliferação celular, cicatrização de feridas, invasão transwell e formação de tubos [45, 58-60]. A angiogénese desempenha um papel crucial no crescimento e na invasão do cancro. Por conseguinte, a inibição da angiogénese tumoral é uma estratégia fundamental no tratamento do cancro. O recetor VEGFR2 e o fator de crescimento VEGF são os principais intervenientes na angiogénese do cancro e, por conseguinte, são os alvos adequados para o desenvolvimento de agentes antiangiogénicos para a terapia do cancro. A ligação do VEGFR2 ao VEGF estimula a angiogénese tumoral, pelo que a inibição desta via de sinalização VEGFR2-VEGF inibe a angiogénese do cancro. Os inibidores da angiogénese do cancro são geralmente dirigidos quer ao VEGFR2 quer ao VEGF. Recentemente, duas pequenas moléculas que têm como alvo o VEGFR2 foram aprovadas para o tratamento de determinados cancros [61], o que sugere que os investigadores estão a dirigir a sua atenção para esta área da terapia do cancro. O nosso anticorpo de fusão como agente anti-angiogénico foi concebido e construído para servir este objetivo. Por conseguinte, espera-se que sirva como agente terapêutico do cancro, visando o VEGFR2 e inibindo a via de sinalização VEGFR2-VEGF para eliminar o cancro.

Existem cerca de treze agentes anti-angiogénicos aprovados para a terapêutica do cancro [62], que visam a via de sinalização VEGFR2-VEGF. Estes agentes actuam interrompendo as vias críticas de sinalização celular envolvidas na angiogénese tumoral e podem ser classificados em três grupos principais, que incluem anticorpos monoclonais que visam factores de crescimento pró-angiogénicos específicos e/ou os seus receptores, inibidores da tirosina quinase (TKI) de pequenas moléculas de múltiplos receptores de factores de crescimento pró-angiogénicos e inibidores do alvo mamífero da rapamicina (mTOR) [62, 63] [64]. Sabe-se que os anticorpos monoclonais humanizados, como o bevacizumab (Avastin) e o aflibercept, se ligam ao fator de crescimento endotelial vascular (VEGF) e, por conseguinte, inibem a via de sinalização VEGF-VEGFR, o que resulta na inibição da proliferação das células endoteliais e da angiogénese e, consequentemente, na eliminação das células tumorais [64]. Os anticorpos monoclonais humanizados podem ter um perfil de segurança relativamente bom em comparação com as opções de tratamento quimioterapêutico e radioterapêutico devido à sua especificidade.

Cerca de sete pequenas moléculas de inibidores da tirosina quinase (TKI) com potencial anti-angiogénico, incluindo o axitinib (Inlyta), o cabozantinib (Cometriq), o pazopanib (Votrient), o regorafenib (Stivarga), o soafenib (Nexavar), o sunitinib (Sutent) e o vandetanib (Caprelsa), foram também aprovadas para o tratamento do cancro[29] . Além disso, dois inibidores do alvo mamífero da rapamicina (mT0R), o temsirolimus (Torisel) e o everolimus (Afinitor), foram aprovados para a terapêutica anticancerígena[64, 65], o que realça o importante papel desempenhado pelos agentes anti-angiogénicos na luta contra o cancro e indica a popularidade desta opção de tratamento do cancro entre os investigadores.

Como indicado acima, o anticorpo de fusão, entre outras coisas, demonstrou capacidade inibitória sobre a proliferação de células HUVEC e K562 positivas para VEGFR2 através da seleção do VEGFR2 e da inibição do VEGF [51]. A via de sinalização VEGFR2-VEGF regula a proliferação e a migração das células endoteliais. Por conseguinte, a inibição da sinalização VEGFR2-VEGF restringe a migração das células endoteliais e, consequentemente, a migração das células cancerígenas. Além disso, o anticorpo de fusão restringiu a migração das células HUVEC VEGFR2-positivas, demonstrando assim que o anticorpo de fusão poderia potencialmente bloquear a migração das células cancerígenas [53]. A capacidade das células cancerosas para invadir outras células é também caracterizada pela sinalização VEGFR2-VEGF. Por conseguinte, a terapêutica dirigida ao VEGFR2 ou ao VEGF poderia restringir a invasão das células cancerosas. O anticorpo de fusão, como agente anti-angiogénico, demonstrou um potencial inibidor da invasão das células HUVEC positivas para VEGFR2. Por conseguinte, o anticorpo de fusão tem a capacidade de bloquear a invasão das células tumorais [50]. A proteína de fusão também impediu a formação de tubos pelas células HUVEC positivas para VEGFR2 (Fig. 8 e 9), o que sugere que pode ser potencialmente utilizada como agente anti-angiogénico [55] para eliminar as células cancerígenas. Tal como apresentado anteriormente, o anticorpo de fusão também inibiu significativamente a fosforilação das vias de sinalização AKT e P38 MAPK, demonstrando fortemente a capacidade da proteína de fusão para conter a angiogénese tumoral.

Em conclusão, a proteína de fusão, tal como o scFv parental, demonstrou um potencial inibitório significativo na proliferação, migração, invasão e formação de tubos das células HUVEC que expressam VEGFR2 através da inibição da sinalização VEGFR2-VEGF. Considerando que a angiogénese em células tumorais é caracterizada por estas actividades (proliferação, migração, invasão e formação de tubos), pode inferir-se que o anticorpo de fusão é um potencial agente anti-angiogénico e que manteve o potencial anti-angiogénico do scFv parental.

5.5. Produção de citocinas e estimulação da citotoxicidade pelo anticorpo de fusão

Registaram-se progressos significativos na compreensão do processo de citotoxicidade mediada por células provocado pelas células NK [66, 67]. As células NK são maioritariamente activadas através do imunorreceptor NKG2D, que também é expresso nas células NKT/T [67]. As células NKT/T podem estar igualmente envolvidas na citotoxicidade mediada por células. O NKG2D é um membro da família de receptores activadores de lectina do tipo c que se encontra no complexo de genes NK no cromossoma humano 12p12-p13 em humanos [68, 69]. Existem duas outras famílias de imunorreceptores expressos nas células NK que regulam as suas actividades nos seres humanos. Trata-se dos receptores de imunoglobulinas assassinas (KIR) e dos receptores de citotoxicidade natural (NCR) [69]. Apesar de os linfócitos T citotóxicos (CTL) CD8$^+$ expressarem NKG2D, não se sabe se tem a capacidade de estimular a produção de citocinas ou o fluxo de Ca^{2+} e a citotoxicidade associada [66]. No entanto, foi referido que o NKG2D no CTL actua como molécula coestimuladora que funciona para aumentar as respostas proliferativas e citotóxicas das células T [70]. Assim, os CTL aumentam indiretamente a atividade das células T.

As células NK podem libertar perforina (proteína que perturba a membrana) e serina proteases proteolíticas, os granzimas dos grânulos secretores, quando activadas por um agente adequado[7] . Isto conduz a uma citotoxicidade mediada por células na célula-alvo. Além disso, as células NK, especialmente nas suas fases iniciais de ativação, libertam citocinas como o TNFa e o IFNγ [71], que funcionam para ativar células inflamatórias próximas e recrutar outras células como as células dendríticas, as células T e as células B [72] para uma possível citotoxicidade mediada por células. Assim, estas citocinas produzidas pelas células NK podem influenciar as respostas imunitárias inatas e adaptativas [73], o que torna a ativação das células NK e de outras células efectoras relacionadas importante na luta contra o cancro e outras doenças infecciosas causadas por bactérias e vírus. Foi referido que o IFN-γ e o TNF-a aumentam sinergicamente a citotoxicidade mediada pelas células NK através da regulação positiva da expressão de ICAM-1 dependente de NF-κB nas células-alvo [1]. Por conseguinte, o redireccionamento das células efectoras que expressam NKG2D será, sem dúvida, uma estratégia imunoterapêutica promissora. A capacidade do anticorpo de fusão para redirecionar as células efectoras através da MICA foi, portanto, examinada através da avaliação da sua capacidade para estimular a produção das citocinas TNFa e IFNγ pelas células NK, tendo em consideração o facto de as células NK activadas produzirem quantidades significativas das citocinas TNFa e IFNγ [12]. Além disso, a capacidade do anticorpo de fusão para aumentar a citotoxicidade mediada por células em células tumorais através da sinalização MICA-NKG2D foi avaliada através da co-cultura de células tumorais e da proteína de fusão na presença de células efectoras (linfócitos).

5.5.1. Cultura celular

As células endoteliais aderentes da veia umbilical humana (HUVECs) foram cultivadas em meio de cultura endotelial (ECM) suplementado com 5% (v/v) de soro fetal bovino

(FBS) e 1% (v/v) de suplemento de crescimento de células endoteliais. A linha celular de rim embrionário humano HEK293 preservada em nosso laboratório foi cultivada em meio DMEM (alta glicose), suplementada com 10% (v/v) de soro bovino fetal (FBS). A linha de células leucémicas humanas K562 preservada no nosso laboratório foi cultivada em meio RPMI 1640, suplementado com 10% (v/v) de FBS. As células da linha de células cancerígenas MDA-MB-435 foram cultivadas em meio DMEM (alta glicose) com 10% (v/v) de soro bovino fetal (FBS). A linha de células cancerígenas B16F10 também foi cultivada em meio RPMI 1640, suplementado com 10% (v/v) de FBS. A linhagem NK92 foi cultivada em meio RPMI 1640, suplementado com 0,2 mM de inositol, 0,1 mM de 2-mercaptoetanol, 0,02 mM de ácido fólico, 200 U/ml de IL-2 recombinante, 12,5% de soro de cavalo e 12,5% de soro fetal bovino [1].

5.5.2. Ensaios de citotoxicidade

Foi avaliada a capacidade do anticorpo de fusão para induzir citotoxicidade mediada por células em células cancerígenas VEGFR2-positivas, visando a célula cancerígena através de scFv e activando a célula efectora NKG2D-positiva através de MICA. As células cancerígenas K562, MDA-MB-435 e B16F10 com expressão de VEGFR2 foram as células alvo, sendo as células HEK293 utilizadas como controlo negativo e os linfócitos como células efectoras. O ensaio de citotoxicidade não radioactiva CytoTox 96 (Promega, Madison, EUA) foi realizado com base na deteção colorimétrica da lactato desidrogenase (LDH) libertada das células-alvo K562, MDA-MB-435 ou B16F10. Os linfócitos, como células efectoras, foram isolados do sangue venoso heparinizado de um voluntário saudável. 5×10^3 As células K562, MDA-MB-435, B16F10 ou HEK293 foram co-cultivadas com várias quantidades de linfócitos com ou sem anticorpo de fusão, scFv ou MICA a 37° C durante 5h.

Subsequentemente, 50µl de sobrenadantes foram testados quanto à atividade da LDH de acordo com o protocolo do fabricante. Foram preparados controlos para a libertação espontânea de LDH nas células efectoras e alvo, bem como para a libertação máxima no alvo. A percentagem de citotoxicidade foi calculada da seguinte forma:

$$\% \text{ cytotoxicity} = \frac{(\text{experimental} - \text{effector spontaneous} - \text{target spontaneous})}{(\text{target maximum} - \text{target spontaneous})} \times 100$$

O anticorpo de fusão induziu significativamente a citotoxicidade mediada por células nas células cancerígenas K562, MDA-MB-435 e B16F10, e aumentou com o aumento do rácio E/T (Efector/Alvo). Pelo contrário, scFv e MICA não conseguiram induzir significativamente a citotoxicidade mediada por células em MDA-MB-435 e B16F10, mas parecem ter induzido com sucesso a morte de células K562 (Fig. 13). Curiosamente, as células efectoras também demonstraram algum nível de capacidade para matar as células K562 na ausência do anticorpo de fusão MICA e scFv, o que pode ser interpretado como significando que a MICA e o scFv não desempenharam qualquer papel ativo na morte das células K562. Como esperado, a proteína de fusão não conseguiu induzir citotoxicidade nas células de controlo HEK293, demonstrando a natureza específica da atividade do anticorpo de fusão [1].

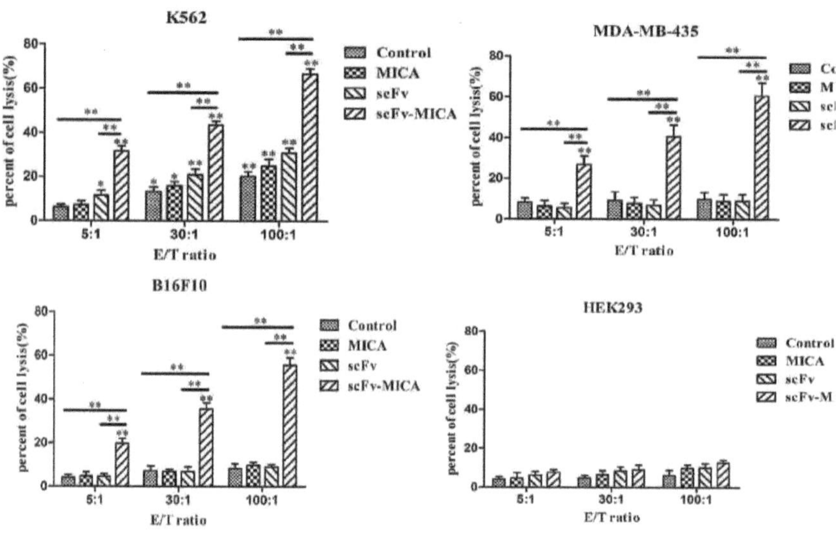

Figura 23. Demonstração da citotoxicidade mediada por células, estimulando a especificidade do anticorpo de fusão com as células HEK293, B16F10, MDA-MB-435 e K562.

(Os dados foram apresentados como média ± DP, n= 5, *p < 0,05, **p < 0,01, versus não tratado

grupo) [1].

5.5.3. Produção de citocinas

A capacidade do anticorpo de fusão para ativar o efector foi confirmada através da análise da sua capacidade para induzir a produção de citocinas TNF-α e IFN-γ pela célula efectora. Sabe-se que as células NK activadas produzem estas citocinas. As células NK92 foram cocultivadas com células MDA-MB-435 expressando VEGFR2 na proporção E:T (EffectorTarget) 10:1, com ou sem o anticorpo de fusão (10µg/ml ou 50µg/ml). Após a incubação, as amostras foram fixadas e permeabilizadas utilizando o Inside Stain Kit. Em seguida, foram coradas com anticorpo intracelular de TNF-α ou IFN-γ (anti-IFN-gama-PE/anti-TNF-alfa-PE), e as células coradas foram analisadas por ensaio de citometria de fluxo.

Quando as células NK92 foram co-cultivadas com células MDA-MB-435 positivas para VEGFR2 na presença de anticorpo de fusão (10µg/ml ou 50µg/ml), produziram quantidades significativas de TNF-α e IFN-γ, mas não a configuração de controlo (células NK92 co-cultivadas com células MDA-MB-435 sem proteína de fusão) que não tinha a proteína de fusão (Fig. 14). Isto indicou, portanto, que o anticorpo de fusão activou as células NK para reconhecerem funcionalmente as células tumorais que expressam VEGFR2 [1].

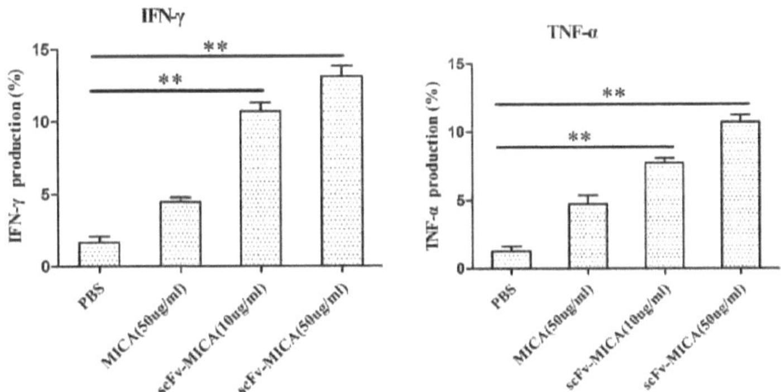

Figura 14. As células NK92 cultivadas com células tumorais VEGFR2 positivas na presença da proteína de fusão produziram TNF-α e IFN-γ. A análise quantitativa da produção de TNF-α e IFN-γ indicou que o anticorpo de fusão activou significativamente as células NK29. (Os dados foram apresentados como a média ± SD, n= 5, *p< 0,05, **p< 0,01, versus grupo não tratado) [1].

5.5.4. Resumo

Desenvolvemos anteriormente um novo scFv que tem como alvo o VEGFR2 [74], mas devido à sua meia-vida curta em resultado de um tamanho molecular mais pequeno e ao facto de não possuir um fragmento Fc para o reconhecimento de células efectoras, foi necessária mais engenharia para melhorar a sua eficácia. Por conseguinte, era necessário integrar no scFv uma avidez robusta e uma função de reconhecimento de células efectoras. Neste estudo, gerámos uma nova proteína de fusão (scFv-MICA) através da fusão da MICA com o scFv para melhorar a sua eficácia.

A fusão da MICA ao scFv original melhorou a sua eficácia. Para além da sua capacidade antiangiogénica essencial, o scFv melhorado (proteína de fusão) é capaz de aumentar a morte de células tumorais que expressam VEGFR2, activando células efectoras através do ligando MICA. Além disso, o aumento do peso molecular, ou seja, de 28KD de scFv para 70KD de scFv-MICA, pode prolongar a sua semi-vida sérica e, por conseguinte, melhorar a sua eficácia. Os anticorpos monoclonais (mAbs) terapêuticos contra o cancro, como a nossa construção anterior IgGl que visa o VEGFR2, permanecem em grande parte no sangue e menos de 20% da dose administrada chega às células cancerígenas [75]. Este facto deve-se geralmente ao grande tamanho molecular do mAb (150KD), caracterizado por uma taxa de absorção muito baixa. No entanto, o anticorpo de fusão com um tamanho molecular relativamente mais pequeno (70KD) no nosso estudo atual pode ser mais potente *in vivo* com uma taxa de absorção elevada em comparação com o IgG1 relativamente maior [76].

Além disso, a ligação não específica e as toxicidades conexas devem-se principalmente à fração Fc dos mAbs [77]. Isto implica que é provável que a IgGl esteja envolvida na ligação não específica e na ativação de células efectoras não relacionadas, o que poderia aumentar a sua toxicidade. Em contrapartida, a nossa proteína de fusão não tem fragmento Fc, pelo que se espera que a ativação não específica devida à ligação Fc e as toxicidades relacionadas sejam baixas em comparação com a IgGl. Outra desvantagem das IgGl de tamanho normal é o facto de excederem largamente o limiar de depuração renal (-70 kDa) devido ao seu grande tamanho molecular (150KD) [78]. Este facto impede-as de serem eliminadas através do rim, o que poderia aumentar a sua toxicidade, ao contrário do anticorpo de fusão. Espera-se, por conseguinte, que o anticorpo de fusão seja mais eficaz, com baixa toxicidade, em comparação com a IgG1 relacionada.

A capacidade do anticorpo de fusão para estimular a citotoxicidade em células tumorais VEGFR2-positivas foi avaliada utilizando três células tumorais VEGFR2-positivas diferentes através de um ensaio de citotoxicidade. O anticorpo de fusão aumentou significativamente a citotoxicidade celular nas três células cancerosas diferentes (células cancerosas K562, MDA-MB-435 e B16F10) na presença de linfócitos NKG2D positivos. A citotoxicidade aumentou quando os rácios E/T (Efector/Alvo) aumentaram. Em contraste, a proteína de fusão não aumentou a morte de células de controlo não relacionadas HEK293, sugerindo que a proteína de fusão aumentou especificamente a morte de células cancerígenas com expressão de alto nível de VEGFR2.

A morte aparentemente melhorada das células K562 pelos constituintes da proteína de fusão (scFv e MICA) pode ser atribuída ao facto de as células K562 serem altamente susceptíveis à lise mediada por células NK [79]. Isto implica que a destruição das células K562 pode ser atribuída às células efectoras (linfócitos), mas não ao scFv ou à MICA. As células efectoras foram capazes de matar as células K562 na ausência da proteína de fusão, MICA ou scFv, embora de forma não muito significativa. Isto foi corroborado por outro estudo noutro local [79], fornecendo mais provas do facto de que scFv e MICA não aumentaram a destruição das células K562. Além disso, o scFv ou a MICA não aumentaram a destruição das outras células cancerosas MDA-MB-435 e B16F10, sugerindo que os constituintes individuais da proteína de fusão não podem aumentar significativamente a citotoxicidade nas suas capacidades individuais.

As células NK activadas produzem IFN-γ e TNF-α que, em sinergia, aumentam a citotoxicidade das células NK através da regulação positiva da expressão de ICAM-I dependente de NF-κB nas células alvo [1]. A capacidade do anticorpo de fusão para ativar as células NK92 através de MICA foi, por conseguinte, avaliada através da co-cultura de células NK92 com células MDA-MB-435 na presença do anticorpo de fusão e da deteção da produção de IFN-γ e TNF-α por ensaio de citometria de fluxo. O anticorpo de fusão aumentou significativamente a produção de IFN-γ e TNF-α, sugerindo que o anticorpo de fusão envolve células efectoras através de MICA e, por conseguinte, pode aumentar a morte de células tumorais VEGFR2 positivas. Uma vez que se demonstrou que o anticorpo de fusão estimula a produção de IFN-γ e TNF-α através da ativação de células NK92 e aumenta a destruição de células tumorais positivas para VEGFR2, pode inferir-se que o anticorpo de fusão envolve simultaneamente células efectoras e células alvo [23].

O redireccionamento das células NK com o anticorpo de fusão pode influenciar não só a resposta imunitária inata, mas também a resposta imunitária adaptativa [71]. Isto deve-se ao facto de as citocinas TNFα e IFNγ também servirem para ativar células inflamatórias próximas e recrutar outras células, tais como células dendríticas, células T e células B. O anticorpo de fusão representa basicamente uma alternativa promissora para induzir a imunidade do hospedeiro para uma imunoterapia eficaz contra células cancerígenas VEGFR2 positivas. Uma vez que a maioria das células cancerosas expressa o antigénio VEGFR2 [80-83], a atividade do anticorpo de fusão não se limitaria apenas a um grupo de doenças cancerosas.

Em conclusão, gerámos e caracterizámos com sucesso um novo anticorpo de fusão biespecífico (scFv-MICA) com dupla via funcional, que demonstrou potenciais actividades anti-angiogénicas e anti-neoplásicas. O nosso anticorpo de fusão demonstrou ser capaz de induzir a produção de citocinas para a citotoxicidade de células cancerígenas VEGFR2-positivas. Além disso, espera-se que o anticorpo de fusão, entre outras coisas, seja mais eficiente em comparação com a nossa construção anterior de IgGl, devido ao seu tamanho molecular relativamente mais pequeno (70KD) em comparação com os 150KD da IgGl. Além disso, espera-se que a nossa nova construção sem Fc tenha baixa toxicidade em comparação com a IgGl relacionada. O nosso anticorpo de fusão fornece os meios para ativar células efectoras NKG2D-positivas contra células tumorais VEGFR2-positivas. O protocolo utilizado na construção e geração do nosso anticorpo de fusão provou ser eficiente e, por conseguinte, pode ser replicado na construção de anticorpos de fusão biespecíficos de formato semelhante.

5.6. Análise estatística

Os dados do estudo foram analisados com os softwares Excel 2013 e SPSS 17.0. Os resultados são apresentados como média ± DP de, pelo menos, três experiências independentes. O teste T foi utilizado para comparar as taxas inibitórias de diferentes amostras no ensaio de citotoxicidade. Um valor de $p < 0,05$ foi considerado estatisticamente significativo. Todas as figuras foram geradas com o programa de software GraphPad Prism 5.

Referência

1.   Acheampong DO, Tang M, Wang Y, Zhao X, Xie W, Chen Z, Tian W, Wang M, Zhang J: Um novo anticorpo de fusão exibe atividade antiangiogênica e estimula a vigilância imunológica mediada por células NK através do ligante NKG2D fundido. *Journal OfImmunotherapy* 2017, 40(3):94-103.

2.   Steinle A, Li P, Morris DL, Groh V, Lanier LL, Strong RK, Spies T: Interações do NKG2D humano com os seus ligandos MICA, MICB e homólogos da família de proteínas RAE-1 do rato. *Immunogenetics* 2001, 53(4):279-287.

3.   Li P, Morris DL, Willcox BE, Steinle A, Spies T, Strong RK: Estrutura complexa do imunoreceptor de ativação NKG2D e do seu ligando MHC classe I? like MICA. *Nature immunology* 2001, 2(5).

4.   Dietrich U, Dürr R, Koch J: Peptídeos como medicamentos: do rastreio à aplicação. *Biotecnologia farmacêutica atual* 2013, 14(5):501-512.

5.   Lai T, Yang Y, Ng SK: Avanços nas tecnologias de desenvolvimento de linhas celulares de mamíferos para a produção de proteínas recombinantes. *Pharmaceuticals* 2013, 6(5):579-603.

6.   Ferrer-Miralles N, Saccardo P, Corchero JL, Xu Z, Garcia-Fruitos E: Introdução geral: produção de proteínas recombinantes e purificação de proteínas insolúveis. *Proteínas Insolúveis: Methods and Protocols* 2015:1-24.

7.   Rosano GL, Ceccarelli EA: Expressão de proteínas recombinantes em Escherichia coli: avanços e desafios. *Frontiers in microbiology* 2014, 5.

8.   Zhao X, Omane Acheampong D, Wang Y, Tang M, Xie W, Chen Z, Wang M, Zhang J: Eficiente redobramento in vitro e caraterização do complexo principal de histocompatibilidade classe I moléculas de cadeia relacionadas a (MICA) e natural killer group 2 membro D (NKG2D) expresso em E. coli. *Cartas de proteínas e peptídeos* 2015, 22 (5): 460-469.

9.   Li P, Morris DL, Willcox BE, Steinle A, Spies T, Strong RK: Estrutura complexa do imunorreceptor de ativação NKG2D e do seu ligando MICA do tipo MHC de classe I. *Nature immunology* 2001, 2(5):443-451.

10. Weiss-Steider B, Soto-Cruz I, Martinez-Campos CA, Mendoza-Rincon JF: Expressão de MICA, MICB e NKG2D em células leucémicas mielomonocíticas e de

cancro do colo do útero humanas. *Jornal de Investigação Experimental e Clínica do Cancro* 2011, 30(1):37.

11. Xu X, Rao GS, Groh V, Spies T, Gattuso P, Kaufman HL, Plate J, Prinz RA: Expressão da cadeia A/B relacionada ao complexo principal de histocompatibilidade classe I (MICA/B) no tecido tumoral e soro de câncer pancreático: papel do acúmulo de ácido úrico na expressão MICA/B induzida por gemcitabina. *BMC cancer* 2011, 11(1):194.

12. Marten A, von Lilienfeld-Toal M, Büchler MW, Schmidt J: A MIC solúvel está elevada no soro de doentes com carcinoma pancreático, diminuindo a citotoxicidade das células T γδ. *International journal of cancer* 2006, 119(10):2359-2365.

13. Salvi G, De Los Rios P, Vendruscolo M: Interações eficazes entre agentes caotrópicos e proteínas. *Proteins: Structure, Function, and Bioinformatics* 2005, 61(3):492-499.

14. Vallejo LF, Rinas U: Estratégias para a recuperação de proteínas activas através do redobramento de proteínas de corpos de inclusão bacterianos. *Microbial cell factories* 2004, 3(1):11.

15. Cabrita LD, Bottomley SP: Protein expression and refolding - a practical guide para tirar o máximo partido dos organismos de inclusão. *Biotechnology Annual Review* 2004, 10:31-50.

16. Kim CK, Lee CH, Lee S-B, Oh J-W: redobramento simplificado em larga escala, purificação e caraterização do fator estimulador de colônias de granulócitos humanos recombinantes em Escherichia coli. *PloS one* 2013, 8(11):e80109.

17. Qoronfleh MW, Hesterberg LK, Seefeldt MB: Confronting high-throughput protein refolding using high pressure and solution screens. *Protein expression and purification* 2007, 55(2):209-224.

18. Coutard B, Danchin EG, Oubelaid R, Canard B, Bignon C: Ecrã de redobramento de tampão de pH único para proteínas de corpos de inclusão. *Expressão e purificação de proteínas* 2012, 82(2):352-359.

19. Umetsu M, Tsumoto K, Hara M, Ashish K, Goda S, Adschiri T, Kumagai I: Como os aditivos influenciam a redobragem de proteínas dobradas por imunoglobulina num

sistema de diálise por etapas - provas espectroscópicas de uma redobragem altamente eficiente de um fragmento fv de cadeia simples. *Journal of Biological Chemistry* 2003, 278(11):8979-8987.

20. Amet N, Wang W, Shen W-C: Proteína de fusão hormona de crescimento humana-transferrina para administração oral em ratos hipofisectomizados. *Jornal de Libertação Controlada* 2010, 141(2):177-182.

21. Spahr C, Kannan G, Walker KW, Shi SD-H: A espetrometria de massa de alta resolução confirma a presença de uma modificação pós-tradução de hidroxiprolina (Hyp) no ligante GGGGP de uma proteína de fusão Fc. In: *mAbs: 2017*. Taylor & Francis: 00-00.

22. Zhang J, Li H, Wang X, Qi H, Miao X, Zhang T, Chen G, Wang M: O fragmento scFv de anticorpo totalmente humano derivado de fagos dirigido contra o recetor 2 do fator de crescimento endotelial vascular humano bloqueou a sua interação com o VEGF. *Biotechnology progress* 2012, 28(4):981-989.

23. Zhang T, Sentman CL: Imunoterapia do cancro utilizando uma proteína de fusão de receptores NK biespecífica que envolve tanto as células T como as células tumorais. *Cancer research* 2011,71(6):2066-2076.

24. Aoki T, Takahashi Y, Koch KS, Leffert HL, Watabe H: Construção de uma proteína de fusão entre a proteína A e a proteína fluorescente verde e sua aplicação ao Western blotting. *FEBS letters* 1996, 384(2):193-197.

25. Cereghino JL, Cregg JM: Expressão de proteínas heterólogas na levedura metilotrófica Pichia pastoris. *FEMS microbiology reviews* 2000, 24(1):45-66.

26. Bollok M, Resina D, Valero F, Ferrer P: Patentes recentes sobre o sistema de expressão de Pichia pastoris: expansão da caixa de ferramentas para a produção de proteínas recombinantes. *Patentes Recentes em Biotecnologia* 2009, 3(3):192-201.

27. Yang S, Kuang Y, Li H, Liu Y, Hui X, Li P, Jiang Z, Zhou Y, Wang Y, Xu A: Produção aprimorada de proteínas secretoras recombinantes em Pichia pastoris, otimizando o site Kex2 P1'. *PLoS One* 2013, 8(9):e75347.

28. Cregg JM, Vedvick TS, Raschke WC: Avanços recentes na expressão de genes estranhos em Pichia pastoris. *Nature Biotechnology* 1993, 11(8):905-910.

29. Ning D, Junjian X, Xunzhang W, Wenyin C, Qing Z, Kuanyuan S, Guirong R, Xiangrong R, Qingxin L, Zhouyao Y: Expressão, purificação e caraterização do fragmento Fab anti-HBs humanizado. *Journal of biochemistry* 2003, 134(6):813-817.

30. Li P, Anumanthan A, Gao X-G, Ilangovan K, Suzara W, Dhzghneş N, Renugopalakrishnan V: Expressão de proteínas recombinantes em Pichia pastoris. *Bioquímica Aplicada e Biotecnologia* 2007, 142(2):105-124.

31. Li H, Li N, Gao X, Kong X, Li S, Xu A, Jin S, Wu D: Expressão de alto nível de interleucina-3 humana recombinante ativa em Pichia pastoris. *Expressão e purificação de proteínas* 2011, 80(2):185-193.

32. Jahic M, Wallberg F, Bollok M, Garcia P, Enfors S-O: Técnica de lote alimentado com temperatura limitada para controlo da proteólise em *culturas* de biorreator de Pichia pastoris. *Microbial Cell Factories* 2003, 2(1):6.

33. Ellis SB, Brust PF, Koutz PJ, Waters A, Harpold MM, Gingeras TR: Isolamento da álcool oxidase e de dois outros genes reguladores do metanol da levedura Pichia pastoris. *Molecular and cellular biology* 1985, 5(5):1111-1121.

34. Koutz P, Davis GR, Stillman C, Barringer K, Cregg J, Thill G: Comparação estrutural dos genes da álcool oxidase de Pichia pastoris. *Yeast* 1989, 5(3):167-177.

35. Daly R, Hearn MT: Expressão de proteínas heterólogas em Pichia pastoris: uma ferramenta experimental útil na engenharia e produção de proteínas. *Journal of molecular recognition* 2005, 18(2):119-138.

36. Krainer FW, Dietzsch C, Hajek T, Herwig C, Spadiut O, Glieder A: Expressão de proteína recombinante em cepas de Pichia pastoris com uma via de utilização de metanol projetada. *Fábricas de células microbianas* 2012, 11(1):22.

37. Balamurugan V, Reddy G, Suryanarayana V: Pichia pastoris: um notável sistema de expressão heteróloga para a produção de proteínas estranhas - vacinas. 2007.

38. Acheampong D, Zhang J, Wang M: Expressão de gpcr totalmente funcional em E. coli. *Jornal Internacional de Ciências Farmacêuticas e Investigação* 2013, 4(4):1356.

39. Li H, Cao W, Chen Z, Acheampong DO, Jin H, Li D, Zhang J, Wang M: A atividade antiangiogénica de um fragmento solúvel do domínio extracelular do VEGFR. *Biomedicina e Farmacoterapia* 2013, 67(7):599-606.

40.	Welti J, Loges S, Dimmeler S, Carmeliet P: Descobertas moleculares recentes na angiogénese e terapias antiangiogénicas no cancro. *The Journal of clinical investigation* 2013, 123(8):3190.

41.	Potente M, Gerhardt H, Carmeliet P: Aspectos básicos e terapêuticos da angiogénese. *Cell* 2011, 146(6):873-887.

42.	Tvorogov D, Anisimov A, Zheng W, Leppanen V-M, Tammela T, Laurinavicius S, Holnthoner W, Helotera H, Holopainen T, Jeltsch M: Supressão efectiva da formação de redes vasculares através da combinação de anticorpos que bloqueiam a ligação do ligando VEGFR e a dimerização do recetor. *Cancer cell* 2010, 18(6):630-640.

43.	Gerald D, Chintharlapalli S, Augustin HG, Benjamin LE: Angiopoietina-2: um alvo atraente para uma melhor terapia tumoral antiangiogénica. *Investigação sobre o cancro* 2013,73(6):1649-1657.

44.	Scagliotti G, Govindan R: Targeting angiogenesis with multitargeted tyrosine kinase inhibitors in the treatment of non-small cell lung cancer. *The oncologist* 2010, 15(5):436-446.

45.	Ferrara N, Kerbel RS: A angiogénese como alvo terapêutico. *Nature* 2005, 438(7070):967-974.

46.	Pircher A, Hilbe W, Heidegger I, Drevs J, Tichelli A, Medinger M: Biomarcadores na angiogénese tumoral e na terapia anti-angiogénica. *Revista Internacional de Ciências Moleculares* 2011, 12(10):7077-7099.

47.	Franco M, Man S, Chen L, Emmenegger U, Shaked Y, Cheung AM, Brown AS, Hicklin DJ, Foster FS, Kerbel RS: A terapia anti-recetor-2 do fator de crescimento endotelial vascular direcionada conduz a uma deterioração a curto e longo prazo da função vascular e a um aumento da hipoxia tumoral. *Cancer research* 2006, 66(7):3639-3648.

48.	Xie W, Li D, Zhang J, Li Z, Acheampong DO, He Y, Wang Y, Chen Z, Wang M: Geração e caraterização de um novo anticorpo IgGl humano contra o recetor 2 do fator de crescimento endotelial vascular. *Imunologia do Cancro, Imunoterapia* 2014, 63(9):877-888.

49.	Best SR, Friedman AD, Landau-Zemer T, Barbu AM, Burns JA, Freeman MW,

Halvorsen Y-D, Hillman RE, Zeitels SM: Segurança e dosagem de bevacizumab (avastin) para o tratamento de papilomatose respiratória recorrente. *Annals of Otology, Rhinology & Laryngology* 2012, 121(9):587-593.

50.	Kerbel RS: Tumor angiogenesis: past, present and the near future. *Carcinogenesis* 2000, 21(3):505-515.

51.	Claesson-Welsh L: Transdução de sinais pelos receptores do fator de crescimento endotelial vascular. In.: Portland Press Limited; 2003.

52.	Oholendt AL, Zadlo JL: Ramucirumab: Uma nova terapia para o cancro gástrico avançado. *Jornal do médico avançado em oncologia* 2015, 6(1):71.

53.	Lamalice L, Houle F, Jourdan G, Huot J: A fosforilação da tirosina 1214 no VEGFR2 é necessária para a ativação induzida pelo VEGF do Cdc42 a montante do SAPK2/p38. *Oncogene* 2004, 23(2):434-445.

54.	Voelkel NF, Gomez-Arroyo J: O papel do fator de crescimento endotelial vascular na hipertensão arterial pulmonar. O paradoxo da angiogénese. *Revista americana de células respiratórias e biologia molecular* 2014, 51(4):474-484.

55.	Abu-Ghazaleh R, Kabir J, Jia H, Lobo M, Zachary I: A Src medeia a estimulação, pelo fator de crescimento endotelial vascular, da fosforilação da quinase de adesão focal na tirosina 861, bem como a migração e a anti-apoptose nas células endoteliais. *Biochemical Journal* 2001, 360(Pt 1):255.

56.	Fontanella C, Ongaro E, Bolzonello S, Guardascione M, Fasola G, Aprile G: Avanços clínicos no desenvolvimento de novos inibidores de VEGFR2. *Anais da medicina translacional* 2014, 2(12).

57.	Auguste P, Lemiere S, Larrieu-Lahargue F, Bikfalvi A: Mecanismos moleculares da vascularização tumoral. *Revisões críticas em oncologia/hematologia* 2005, 54(1):53-61.

58.	Shibuya M, Claesson-Welsh L: Transdução de sinais pelos receptores VEGF na regulação da angiogénese e da linfangiogénese. *Experimental cell research* 2006, 312(5):549-560.

59.	Wahl O, Oswald M, Tretzel L, Herres E, Arend J, Efferth T: Inibição da angiogénese tumoral por anticorpos, pequenas moléculas sintéticas e produtos naturais.

Química medicinal atual 2011, 18(21):3136-3155.

60. Youssoufian H, Hicklin DJ, Rowinsky EK: anticorpos monoclonais contra o recetor-2 do fator de crescimento endotelial vascular na terapia do cancro. *Clinical cancer research* 2007, 13(18):5544s-5548s.

61. Folkman J: Doenças dependentes da angiogénese. In: *Seminários em oncologia: 2001.* Elsevier: 536-542.

62. Eckhardt S: Progressos recentes no desenvolvimento de agentes anticancerígenos. *Química medicinal atual - agentes anti-cancro* 2002, 2(3):419-439.

63. Acheampong D, Zhang J, Wang M: ANGIOGENESIS AND CANCER THERAPY. *Revista Internacional de Ciências Farmacêuticas e Investigação* 2013,4(6):2021.

64. Erdag B, Koray Balcioglu B, Ozdemir Bahadir A, Serhatli M, Kacar O, Bahar A, Seker UO, Akgun E, Ozkan A, Kilic T: Identificação de novos anticorpos neutralizantes de cadeia única contra o recetor 2 do fator de crescimento endotelial vascular. *Biotecnologia e bioquímica aplicada* 2011, 58(6):412-422.

65. Li VW, Li WW, Talcott KE, Zhai AW: Imiquimod como agente antiangiogénico. *Journal of drugs in dermatology* 2005, 4(6):708.

66. Jamieson AM, Diefenbach A, McMahon CW, Xiong N, Carlyle JR, Raulet DH: O papel do imunorreceptor NKG2D na ativação das células imunitárias e na morte natural. *Immunity* 2002, 17(1):19-29.

67. Raulet DH: Funções do imunorreceptor NKG2D e dos seus ligandos. *Nature Reviews Immunology* 2003, 3(10):781-790.

68. Verneris MR, Karami M, Baker J, Jayaswal A, Negrin RS: Papel da sinalização NKG2D na citotoxicidade das células T CD8+ activadas e expandidas. *Blood* 2004, 103(8):3065-3072.

69. Houchins JP, Yabe T, McSherry C, Bach FH: DNA sequence analysis of NKG2, a family of related cDNA clones encoding type II integral membrane proteins on human natural killer cells. *Journal of Experimental Medicine* 1991, 173(4):1017-1020.

70. Diefenbach A, Jamieson AM, Liu SD, Shastri N, Raulet DH: Ligandos para o

recetor NKG2D murino: expressão por células tumorais e ativação de células NK e macrófagos. *Nature immunology* 2000, 1(2):119-126.

71. Reefman E, Kay JG, Wood SM, Offenhauser C, Brown DL, Roy S, Stanley AC, Low PC, Manderson AP, Stow JL: A secreção de citocinas é distinta da secreção de grânulos citotóxicos nas células NK. *The Journal of Immunology* 2010, 184(9):4852-4862.

72. Alter G, Malenfant JM, Delabre RM, Burgett NC, Xu GY, Lichterfeld M, Zaunders J, Altfeld M: Aumento da atividade das células assassinas naturais na infeção virémica pelo VIH-1. *The Journal of Immunology* 2004, 173(8):5305-5311.

73. Schuster IS, Wikstrom ME, Brizard G, Coudert JD, Estcourt MJ, Manzur M, O'Reilly LA, Smyth MJ, Trapani JA, Hill GR: As células TRAIL+ NK controlam as respostas das células T CD4+ durante a infeção viral crónica para limitar a autoimunidade. *Immunity* 2014, 41(4):646-656.

74. Saeed AF, Wang R, Ling S, Wang S: Engenharia de anticorpos para um futuro mais saudável. *Fronteiras em microbiologia* 2017, 8.

75. Thanos CD, Rennert PD: A nova fronteira dos conjugados fármaco-anticorpo: Targets, Biology, Chemistry, Payloads. In: *Novas abordagens imunoterapêuticas para o tratamento do cancro.* Springer; 2016: 181-201.

76. Huehls AM, Coupet TA, Sentman CL: Engagers biespecíficos de células T para a imunoterapia do cancro. *Immunology and cell biology* 2015, 93(3):290-296.

77. Zaia JA: Um novo agente na estratégia para curar a SIDA. *Molecular Therapy* 2016, 24(11):1894-1896.

78. Sanna V, Pala N, Sechi M: Terapia direcionada utilizando nanotecnologia: foco no cancro. *Revista Internacional de Nanomedicina* 2014, 9:467.

79. Picaud S, Leonards K, Lambert J-P, Dovey O, Wells C, Fedorov O, Monteiro O, Fujisawa T, Wang C-Y, Lingard H: O direcionamento promíscuo de bromodomínios pela bromosporina identifica as proteínas BET como reguladores principais da resposta de transcrição primária na leucemia. *Science advances* 2016, 2(10):e1600760.

80. Riquelme E, Suraokar M, Behrens C, Lin HY, Girard L, Nilsson MB, Simon G, Wang J, Coombes KR, Lee JJ: VEGF/VEGFR-2 regula positivamente a expressão de

EZH2 em células de adenocarcinoma do pulmão e a depleção de EZH2 melhora a resposta à terapia à base de platina e à terapia direcionada para VEGFR-2. *Investigação Clínica do Cancro* 2014, 20(14):3849-3861.

81.	Bhattacharya R, Ye X-C, Wang R, Ling X, McManus M, Fan F, Boulbes D, Ellis LM: A sinalização intracrina de VEGF medeia a atividade das vias de sobrevivência em células de cancro colorrectal humano. *Investigação sobre o cancro* 2016, 76(10):3014-3024.

82.	Becker J: Inibição da progressão do neuroblastoma através do tratamento da linfangiogénese: Role of an Endogenous Soluble Splice-Variant of VEGFR-2. In: *Tumores do Sistema Nervoso Central, Volume 12.* Springer; 2014: 63-71.

83.	Manzat-Saplacan RM, Balacescu L, Gherman C, Visan S, Chira RI, Bintintan A, Nagy G, Popovici C, Valean SD, Anca C: Existe uma correlação entre a expressão no sangue periférico de factores/receptores transcricionais angiogénicos e o cancro colorrectal? *Journal of BU ON2015*, 20(5):1193-1200.

Apêndice I - Principais instrumentos utilizados

> Incubadora de água-eléctrica, Shanghai Yuejin Medical Instrument Co., Ltd.

> Eletroforese de fluxo constante com regulador DYY -6B, Beijing sixty-one Instrument.

> Gel Imager, Bio-Rad.

> Agitador horizontal, Beijing sixty-one Instrument.

> Centrífuga de mesa de alta velocidade TGL · 16G, Fábrica de Instrumentos Médicos de Xangai.

> Centrifugadora refrigerada de alta velocidade SUPER T21, SORVALL.

> Cuba de eletroforese horizontal DYCP-31BN, Beijing sixty-one Instrument.

> Oscilador de incubação de dupla capacidade, Shanghai freelance Analytical Instruments Manufacturing Co.

> Espectrofotómetro UV-visível 752N, Shanghai Precision & Scientific InstrumentCo   , Ltd.

> HVE50 Autoclave, HIRAYAMA.

> Leitor multifuncional de microplacas, BIOTEK.

> Clean Bench, Suzhou purificação SW -CG-2D.

> CO_2 incubadora, Thermo.

> Citómetro, BIO-RAD TC10TM.

> Citómetro de fluxo FACs Calibur, BD.

> Centrífuga Alllegra™ -25R, BECKMAN.

> Microscopia de fluorescência, OLYMPUS.

> Incubadora de água-eléctrica, Shanghai Yuejin Medical Instrument Co., Ltd.

> Eletroforese de fluxo constante com regulador DYY -6B, Beijing sixty-one

Instrument.

> Centrífuga de mesa de alta velocidade TGL · 16G, Fábrica de Instrumentos Médicos de Xangai.

> Medidor de pH digital pHS-25, Shanghai Precision & Scientific Instrument Co., Ltd.

> Bancos limpos, estação de depuração de Suzhou.

> Balança eletrónica de precisão JA3003, Shanghai Precision & Scientific Instrument Co., Ltd.

> Misturadores de vórtice miniatura, Huxi Shanghai Analytical Instrument Factory.

> Banho-maria com termóstato digital HH-2, Changzhou Guohua Electric Co., Ltd.

> Coluna HisTrap HP, GE Healthcare.

> Sistema Agilent 1200 Series HPLC, Agilent Corp., Santa Clara, CA, EUA.

Apêndice II - Materiais experimentais/Reagentes/Kits

> Estirpe de expressão [*E coli BL21(DE3)*], Shanghai Sangon.

> Vectores de expressão (pET28a/pET22b), Shanghai Sangon.

> Membrana PVDF, Millipore.

> Ampicilina, profissionais de saúde BBI.

> Kanamicina, Trabalhadores da saúde BBI.

> Anticorpo secundário de cabra-anti-rato conjugado com HRP, Unitech.

> Anticorpo anti-His de ratinho, Millipore.

> Bradford Protein Assay Kit, The Shanghai General.

> Agarose, BIOWEST.

> Glicerina, Nanjing Chemical Reagent Co., Ltd.

> Extrato de levedura, OXOID.

> Triptona, OXOID.

> Kit de minipreparação de plasmídeos, BIOMIGA.

> A MICA e a NKG2D foram adquiridas à Sino biological inc.

> Saco de diálise de proteínas, espetro da Associação Americana.

> Outros reagentes, Empresas nacionais.

> IgG anti-His-tag de ratinho, Millipore.

> IgG de cabra anti-rato conjugada com FITC, Millipore.

> Anticorpo monoclonal MICA, Medical & Biological Laboratories Co., LTD.

> His-probe (H-15) Goat (sc-803-G), Santa Cruz Biotechnology.

> Anticorpo policlonal purificado por afinidade, Millipore.

> Linha celular leucémica humana U937, Academia Chinesa de Ciências, Xangai,

China.

> Carcinoma pancreático humano PANC-1, Academia Chinesa de Ciências, Xangai, China.

> Soro fetal de bovino (FBS), GIBIO.

> Meio DMEM (glucose elevada), GIBCO.

> Meio RPMI 1640, Life technologies (Basileia, Suíça).

> Bicore com $NiCl_2$, Sigma.

> Bicore com NaCl, Sigma.

> Bicore com EDTA, Sigma.

> Estirpe de expressão (*E coli DH5a*), Invitrogen life technologies.

> Estirpe de expressão (*Pichiapastoris* estirpe X-33), Invitrogen life technologies.

> Vectores de expressão (pPICZα), Invitrogen life technologies.

> Zeocin, Invitrogen life technologies.

> Glicerina, Nanjing Chemical Reagent Co., Ltd.

> Extrato de levedura, OXOID.

> Triptona, OXOID.

> Kit de minipreparação de plasmídeos, BIOMIGA.

> Outros reagentes, Empresas nacionais.

> Mistura-mãe para PCR, Biotek, Pequim, China.

> Enzimas de restrição e modificação, Takara (Otsu, Japão) e NEB (New England Biolabs, EUA).

> *Pfu* DNA polimerase, Thermo Science.

> HUVECs, Beijing Yu Heng Technology Co., Ltd, Pequim, China.

> Células HEK293, Academia Chinesa de Ciências, Xangai, China.

> Linha celular leucémica humana U937, Academia Chinesa de Ciências, Xangai, China.

> Placa de cultura de células, Corning.

> Frascos de cultura de células, Corning.

> HUVECs, Beijing Yu Heng Technology Co., Ltd, Pequim.

> Linha celular HEK293, Academia Chinesa de Ciências, Xangai.

> ECM, Tecnologias da vida (Basileia, Suíça)

> FBS, Life technologies (Basileia, Suíça)

> ECGS, Tecnologias da vida (Basileia, Suíça)

> DMSO, BBI.

> MTT, Empresa Amerecos.

> 24 câmaras transwell revestidas com 20µl de Matrigel, Millipore, Billerica, EUA.

> anti-AKT (Cell Signaling, EUA),

> anti-P38 MAPK (Anbo, EUA),

> anti-AKT (Ser^{473}), EPITOMICS, Burlingame, CA

> anti-P38 MAPK (Thr^{180}/Tyr^{182}), Cell Signaling, EUA

> anti-β-actina, (Anbo, EUA)

> Ensaio de citotoxicidade não radioativo CytoTox 96, Promega, Madison, EUA.

> Inside Stain Kit, Miltenyi Biotec.

> anticorpo anti-IFN-gama-PE, Miltenyi Biotec.

> anticorpo anti-TNF-alfa-PE, Miltenyi Biotec.

> Linha celular K562, Academia Chinesa de Ciências, Xangai.

> Linha celular MDA-MB-435, Academia Chinesa de Ciências, Xangai.

> Linha celular B16F10, Academia Chinesa de Ciências, Xangai.

Apêndice III - Meios (sólidos/líquidos) e sua preparação

> Meio líquido LB: IOg triptona, 5g extrato de levedura, IOg NaCl, dissolvidos em IL de água. Autoclavado a 121 T durante 2Omin.

> Meio sólido LB: 15g de ágar em pó, 1Og de triptona, 5g de extrato de levedura, 1Og de NaCl, dissolvidos em 1L de água. Autoclavado a 121 T durante 2Omin.

> 1OO mg / ml Amp: 1OOmg Amp dissolvido em 1 ml de água, esterilizado por filtro, armazenado a -2O° C.5Omg/ml Kan: 5Omg Kan dissolvido em 1ml de água, esterilizado por filtro, armazenado a -2O C.

> Hipertónico: 1Oml 5OmM Tris-HCl, 18% sacarose, O.1 mM EDTA (pH 8.O).

> Hipotónico: 1Oml 5mM MgSO4.

> Tampão PBS: 8,0gNaCl, 0,2gKCl, 3,28g Na2HPO4 · 12H2O, 0,24g KH2PO4, adicionado água bidestilada até o volume de 1L, pH7,4, filtro de membrana de 0,22µm esterilizado, autoclavado a 121T por 2Omin.

> Solução de CaCl2-MgCl2: O.76g MgCl2, O.22g CaCl2 dissolvidos em 1OO ml H2O, autoclavados a 121T durante 2Omin.

> Solução de CaCl2: 1,11g de CaCl2 dissolvido em 1OOml de H2O, esterilizado a alta pressão a121T durante 2Omin.

> Tampão de lavagem 1: 1OOmM NaCl, 1 mM EDTA, 5O mM Tris.

> Tampão de lavagem 2: 1OOmM NaCl, 1O mM EDTA, 1 % Triton.

> Tampão de carregamento: 25 mM tris, 5OO mM NaCl, 8 M ureia pH 7,5.

> Tampão de ligação: 5OO mL de Na2HPO4 8,9535g, NaCl 14,61g, pH 7,5.

> Tampão de eluição: 25 mM Tris, 5OO mM NaCl, 8 M ureia, com gradiente de eluição de O mM,1O mM, 2O mM, 5O mM, 1OO mM, 2OO mM, 4OO mM, 5OO mM imidazol pH7,5.

> TBS: 2O mM Tris-HCl, 15O mM NaCl, pH7,4, armazenado a 4T.

> TBST: TBS (TBS contendo O.O5 % de Tween-2O).

> Solução de bloqueio: 0,5 g de BSA dissolvido em I0mlTBST.

> 30% (W/V) acrilamida: Acrilamida 290g, metileno bis-acrilamida 10g, água adicionada a IL, frascos castanhos armazenados à temperatura ambiente.

> Persulfato de amónio a 10% (PA): 1g de PA, adicionado a água até 10 ml.

> Tampão de gel de separação: 1,0M Tris, pH6,8.

> Tampão de gel de empilhamento, Tris 1,5M, pH 8,8.

> Tampão de eletroforese, 25 mM Tris, 250 mM glicina, 0,1% SDS, pH 8,3.

> Tampão de corrida 1×Tris-Glicina: 25mM Tris, 250mM glicina, 0,1%SDS, pH8,3.

> Tampão de carregamento 2×SDS: 100mM Tris-HCl (pH6,8), 4% SDS, 0,2% azul de bromofenol, 20% glicerol.

> Solução de coloração: 5% de etanol, 10% de ácido acético, 0,4% de Coomassie Brilliant Blue R-250.

> Solução de descoloração: 5% de etanol, 5% de ácido acético.

> Tampão NaAc: NaAc 0,8023g, foi dissolvido em 100ml de água bidestilada, pH6,0

> Substratos líquidos de TMB com código de cores: A 5 ml de licor de TMB dissolvido em 45 ml de solução tampão NaAc Red, adicionou-se 10 µl de H_2O_2 a 30%.

> Tampão de revestimento de antigénio $NaHCO_3$: $Na_2CO_3$1.59g, $NaHCO_3$2.93g, foi dissolvido em água destilada dupla 1L, pH9.6.

> Tampão de corrida: 10mM HEPES, 150mM NaCl, 0,005% Surfactante polissorbato20, 50µM EDTA a pH7,4

> Tampão do dispensador: 10mM HEPES, 150mM NaCl, 0,005% Surfactante polissorbato 20, 3mM EDTA.

> 100mg /ml Zeocin: 100mg Zeocin dissolvido em 1 ml de água, esterilizado por filtro, armazenado a -20° C.

> Líquido YPD: IOg de extrato de levedura, 20g de peptona dissolvidos em 900ml de ddH$_2$ O e autoclavados a 121T durante 20min. Foram adicionados 100 ml de dextrose a 20% esterilizada por filtro.

> Meio sólido YPD: 10 g de extrato de levedura, 20 g de peptona, 20 g de ágar, dissolvidos em 900 ml de ddH$_2$ O e autoclavados a 121 T durante 20 minutos. Foram adicionados 100 ml de dextrose a 20% esterilizada por filtro.

> Ágar YPD com sorbitol (YPDS): 10 g de extrato de levedura, 20 g de peptona, 20 g de ágar, 182,2 g de sorbitol, dissolvidos em 900 ml de ddH$_2$ O e autoclavados a 121 T durante 20 minutos. Foram adicionados 100 ml de dextrose a 20% esterilizada por filtração.

> BMGY: 20g Peptona, 10g Extrato de levedura, 13,4g Base de azoto de levedura (w/o AA), 11,81g KH$_2$ $_{PO4}$, 3,01g K$_2$ $_{HPO4}$, 0,5% Glicerol, 1litro estéril.

> BMMY: 20 g de peptona, 10 g de extrato de levedura, 13,4 g de base de nitrogénio de levedura (com AA), 11,81 g

> Tripsina para digestão: 0,25g dissolvido em 100ml de solução de tripsina tardia PBS, filtrado a 0,22µm e conservado a 4T.

> Digestão com tripsina / EDTA: 0,25g de tripsina/0,02gEDTA dissolvido 100mlPBS, filtrado a 0,22µm e conservado a 4T.

> Solução de MTT de 50mg/ml: 250mg de MTT dissolvidos em 50 mL de PBS, filtrados, esterilizados e conservados a -20 T.

Apêndice IV - Preparação do gel SDS-PAGE a 15%

Reagente	Gel de separação (15%)	Gel de empilhamento
H2O	1,6 ml	0.68
30% de acrilamida	2,0 ml	0.17
Tris	1,3 ml (1,5 M, pH 8,8)	0.13
10%SDS	0,05 ml	0.01
10%amónio persulfato	0,05 ml	0.01
TEMED	0,002ml	0.001

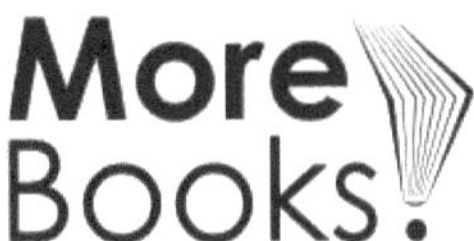

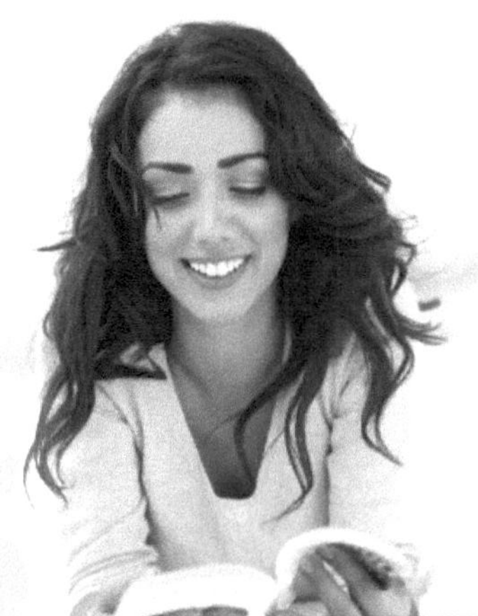

I **want** morebooks!

Buy your books fast and straightforward online - at one of world's fastest growing online book stores! Environmentally sound due to Print-on-Demand technologies.

Buy your books online at
www.morebooks.shop

Compre os seus livros mais rápido e diretamente na internet, em uma das livrarias on-line com o maior crescimento no mundo! Produção que protege o meio ambiente através das tecnologias de impressão sob demanda.

Compre os seus livros on-line em
www.morebooks.shop

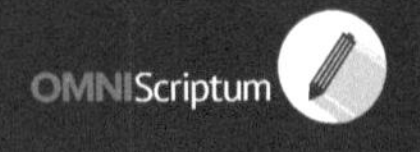

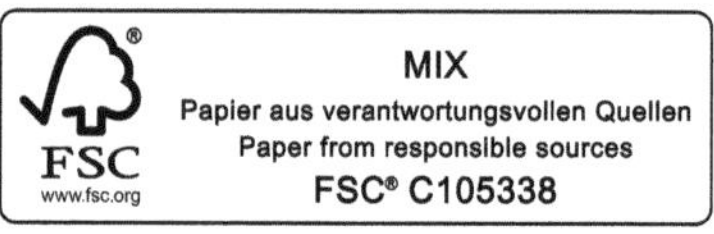

Printed by Books on Demand GmbH, Norderstedt / Germany